Tod auf Bewährung

Falsche Diagnose und ein Sieg über das System

KATHRIN SCHWARZENBACHER

TOD AUF
BEWÄHRUNG

Falsche Diagnose und ein Sieg
über das System

ecoWIN

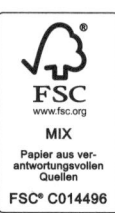

1. Auflage
© 2019 Ecowin bei Benevento Publishing Salzburg – München,
eine Marke der Red Bull Media House GmbH, Wals bei Salzburg

Gesetzt aus der Minion Pro, Proxima Nova Bold Extra Condensed,
Schreibmaschinenschrift BQ

Medieninhaber, Verleger und Herausgeber:
Red Bull Media House GmbH
Oberst-Lepperdinger-Straße 11–15
5071 Wals bei Salzburg, Österreich

Satz: MEDIA DESIGN: RIZNER.AT
Lektorat: Maria-Christine Leitgeb
Umschlaggestaltung: Hauptmann & Kompanie Werbeagentur, Zürich
Printed in Germany
ISBN 978-3-7110-0187-0

— Inhalt —

— Prolog —

Ich bin 27. Ich sitze im Büro meines Arztes. Mein Blick schweift über die Bücher und Zeitschriften an den Wänden, eine Krankenakte liegt vor ihm aufgeschlagen auf dem Tisch. Meine Krankenakte. Der Arzt redet. Alles, was ich höre, sind einzelne Worte: Lymphom. Chemotherapie. Siebzig Prozent Heilungschance. Meint er wirklich mich? Kann das sein? Was bedeutet das für mich? Muss ich den Flug nach Australien streichen? Meine Gedanken hängen sich an Dingen auf, die ich besessen habe und nun verlieren werde. Bilder von meinen Reisen kommen mir wahllos in den Kopf, dann das Gesicht meiner Mutter, das meines Vaters und das meiner Schwester ... Ich suche nach einer Antwort. Wie lange werde ich noch leben? In diesem Moment wünsche ich mir nichts sehnlicher, als dreißig Jahre alt zu werden.

Als ich die Diagnose erhielt, an einem äußerst aggressiven Krebs zu leiden, brach für mich eine Welt zusammen. Meine Welt. Nach mehreren Zyklen Chemotherapie, die ich nur mit knapper Not überlebt hatte, und nur wenige Tage vor der Hochdosistherapie stellte sich dann jedoch heraus, dass es sich von Anfang an um eine glatte Fehldiagnose gehandelt hatte. Ich war zum Opfer eines sogenannten ärztlichen Kunstfehlers geworden.

Entsetzliche Schmerzen, herbeigeführt durch die Therapie, Todesangst, existenzielle Sorgen – immer wieder stellte ich mir damals die Frage, wie es dazu hatte kommen können. Wie war es möglich, dass so etwas überhaupt hatte passieren können? Wer war schuld daran? Ich selbst, weil ich bei dem, was mir die Ärzte vorgeschlagen hatten, mitgemacht hatte? Hätte ich noch detaillierter nachfragen und lästig sein sollen? Oder waren es meine Ärzte, die den Erstbefund einfach hingenommen hatten? Ich war jedoch erst 27 Jahre alt gewesen. Wäre das nicht Grund genug gewesen, noch einmal nachzufragen? Oder lag es etwa an dem System an sich, etwa daran, dass Protokolle erfüllt werden müssen? Dass Dienstpläne eingehalten werden müssen? Dass es Kostengrenzen gibt? Dass der Einzelne nicht mehr gesehen wird, weil es schlicht keine Zeit und keine Ressourcen gibt?

Es hatte deutliche Hinweise darauf gegeben, dass ich nicht so krank sein konnte, wie in meinem Befund stand. Also beschloss ich zu kämpfen. Um mein Leben. Und gegen ein System, von dessen Dimension ich noch keine Ahnung hatte und auch nicht haben konnte. Hätte ich nicht gekämpft und mich in das verordnete Schicksal ergeben, wäre die Geschichte anders ausgegangen. Ich wäre heute mit ziemlicher Sicherheit tot. Ich nahm mein Schicksal jedoch selbst in die Hand. Der Weg zurück ins Leben war lang, steinig und voller Schmerzen. Aber ich lebe.

Als ich mich einigermaßen erholt hatte, tat sich die zweite Front auf: Ärzte, die nicht zugeben wollten, dass sie einen Fehler gemacht hatten, und ihn stattdessen zu vertuschen suchten, die einander Rückdeckung gaben und mir die Verantwortung zuschanzen wollten. Anwälte, die Angst hatten, mich gegen eine mächtige Institution zu verteidigen. Ich kämpfte um Schadenersatz – und um die Wahrheit. Ich kämpfte darum, dass meine Wahrheit sich als objektive Tatsache erweisen würde.

Auch hier stieß ich an die Grenzen jenes Systems. Hatte mein Kampf ums Überleben ein Jahr gedauert, dauerte der vor Gericht um Wiedergutmachung rund doppelt so lange. Auch dieser kostete mich Kraft und Nerven. Und was konnte ich erwarten? Nicht mehr als ein Trostpflaster.

Ich bin keine Heldin – und kein Einzelfall. Was mir passiert ist, kann jedem passieren. Vielen wird geholfen. Vieles fällt jedoch auch unter den Tisch. Warum also dieses Buch? Ich will aufzeigen, dass jeder die Möglichkeit hat zu handeln, auch dann, wenn die Emotionen den Blick auf die Realität zu verstellen drohen. Auch dann, wenn man wie ich zum ersten Mal mit Dingen zu tun hat, die einem völlig neu sind, mit Begriffen, die man bis dato nicht verstanden hat, und mit Institutionen und Organisationen, die man nur vom Hörensagen gekannt hat. Meine Geschichte erzählt von Situationen und Augenblicken, wie sie vielen Menschen widerfahren werden. Sie soll zeigen, dass ein Schicksal nie verordnet werden kann. Sie soll zeigen, dass man den Mut finden kann, die richtigen Maßnahmen zu setzen, um die beste Lebensgeschichte für sich selbst zu schreiben.

— Der böse Wolf —

Ich bin eine Wanderin zwischen den Welten. Ich habe das Reisen zu meinem Beruf gemacht. Schon in sehr jungen Jahren habe ich meine Leidenschaft für die Fremde – und für das Fliegen entdeckt, und so habe ich mit neunzehn Jahren meine Laufbahn als Flugbegleiterin bei einer erfolgreich etablierten österreichischen Airline begonnen und bin später zur Purserin auf einem Privatjet aufgestiegen. China, Japan, Russland, Sibirien, Kasachstan, Usbekistan, Irak, Nigeria, Kongo, USA ... Überall dort war ich zu Hause.

»Es ist das Unerwartete, das betört.« So beschreibt Ilija Trojanow Momente, die einem in Erinnerung bleiben, Momente, in denen ein Zauber spürbar wird, den keine Planung vorsieht. Ich habe sie auf meinen zahllosen Reisen erlebt. Ich habe sie als Freiheit erlebt – als eine Freiheit, die alles bisher Bekannte aus den Angeln hebt und umwirft, was man bislang für gegeben genommen hat, als eine Freiheit, die man in All-inclusive-Hotelanlagen niemals finden kann und die in engen Zeitplänen zwischen Job, Studium, Partnerschaft und Haushalt keinen Platz hat. Jene Freiheit kann jedoch auch eine Herausforderung sein, weil sie von uns Wachsamkeit abverlangt. Um sich in der Fremde zurechtzufinden, muss man flexibel sein, man muss der oft harschen Wirklichkeit, die über einen hereinbricht, trotzen können. Ich habe meine Reisen stets als sehr anregend empfunden. Sie haben mich zum Nachdenken über dies und das – über Gott und die Welt – gebracht. Sie haben mein Leben reich gemacht, sie haben es mit Träumen beschenkt.

Zwei Jahre lang war ich etwa bei einer britischen Privatjetfirma namens Vista Jet tätig. Sie hat ihren Sitz in Farnborough. Siebzehn Tage im Monat flog ich für Vista Jet etwa quer durch Nigeria. Ich hatte zumeist vier Flüge pro Tag mit hochrangigen Mitgliedern der nigerianischen Regierung zu bestreiten. Nigeria ist alles andere als ein klassisches Reiseland. Es ist das bevölkerungsreichste Land Afrikas und zeichnet sich durch seine große kulturelle Vielfalt aus: Nicht weniger als 514 verschiedene Sprachen werden hier gesprochen, sämtliche westafrikanischen Religionen werden hier praktiziert. Die Vielfalt fasziniert, sie ist jedoch auch die Ursache für die hohe Kriminalität und die ethischen, religiösen und politischen Unruhen, die das Land regelmäßig erschüttern. Dazu kommt die permanente Gefahr von Seuchen, die Nigeria nicht nur für Ausländer aus dem Westen zu einem gefährlichen Terrain macht. Sich außerhalb der Hotelanlagen zu bewegen, ist nicht ratsam. Es wird davon abgeraten. Man geht dort nicht einfach mal spazieren, um sich die Füße zu vertreten, weil man Gefahr läuft, für ein Stück Brot getötet zu werden.

Unsere Hotels in Abuja und Lagos waren daher auch mit Stacheldraht eingezäunt, zudem gab es unzählige Wachen, die ein Auge darauf hatten, dass niemand Fremder in die Hotelanlagen eindrang. Auch der Transport vom und zum Flughafen war stets organisiert und unser SUV streng bewacht. Immer wieder fand ich mich dort trotz aller Vorsichtsmaßnahmen in heiklen Situationen wieder. Einmal etwa zwangen Soldaten unseren Fahrer, aus dem Auto auszusteigen, sie schlugen ihn nieder und rasten dann mit quietschenden Reifen wieder davon. Gewalt, die jeder Ursache entbehrt und die sich gegen sozial schwächere Menschen richtet, steht dort an der Tagesordnung. Die nigerianische Elite weiß, dass ihr Verhalten, sei es auch noch so kriminell, nicht geahndet wird. Sie kann sich so gut wie alles erlauben. Sie steht über dem Recht.

Dort, wo die Not groß ist, ist jedoch auch der Lebenswille am stärksten ausgeprägt. Überall auf der Welt gilt es, das Beste aus den Umständen zu machen. Auch diese Erfahrung durfte ich auf meinen zahllosen Reisen machen. Ich habe in den Slums rund um Abuja heitere und offenherzige Menschen kennengelernt und bin dort, wo die Armut am größten ist, stets mit der herzlichsten Gastfreundschaft empfangen worden. Auch habe ich dort Feste mitgefeiert, die mir unvergesslich bleiben werden, etwa in einem Vorort von Lagos. Eingeladen dazu hatte mich mein Kollege Joshua, ein *Handling Agent* vom Flughafen. Schon von ferne hörten wir Musik. Als wir dann Joshuas Haus betraten, sahen wir, dass die vermeintliche Band lediglich aus zwei Mädchen bestand, die einer verbeulten Trompete und einer alten Gitarre die wunderbarsten Klänge entlockten. Sie strahlten eine unbefangene Fröhlichkeit aus, die hier in unseren Breitengraden ihresgleichen sucht. Auf dem Fest selbst, das dort regelmäßig an jedem Ersten des Monats stattfindet – eine schöne Tradition eigentlich –, führten Gruppen aus den umliegenden Dörfern ihre Tänze auf. Trommelrhythmen, bunte Masken und Kostüme, die Beweglichkeit und Anmut der Tänzer – all das hinterließ einen tiefen Eindruck in mir.

In mancher Hinsicht sind diese Menschen reicher als wir. Sie haben gelernt, im Moment zu leben. *Carpe diem!* heißt es bei Horaz. Lebe im Jetzt! Heute ist heute, und wenn es heute etwas zu feiern gibt, dann soll man eben feiern. Wer weiß schon, was der nächste Tag bringt. Wie oft habe ich mir das in den schweren Zeiten, die ich dann durchleben musste, in Erinnerung gerufen.

Vor allem in den ganz armen Ländern ist es die unüberbrückbare Kluft zwischen Arm und Reich, die mir oft zu denken gab. Wie oft war ich von der rauen Wirklichkeit durch die Fassade des Hotels abgeschirmt. Drinnen tummelten sich hochkarätige Gäste aus aller Herren Länder, gut gekleidet in maßgeschneiderten Anzügen, in Seidenkleidern, und bis zur Unkenntlichkeit verschönert, genossen sie die Vorzüge ihres privilegierten Touristendaseins, während draußen das Chaos tobte. Überschwemmungen etwa, wie ich sie auf einem meiner Flüge nach Chabarowsk, einer russischen Stadt am Amur nahe der Grenze zu China, erleben musste. Schon während des Fluges hatte ich via CNN davon erfahren, was ich dann vor Ort sah, überstieg mein Fassungsvermögen: zehn Kilometer lange Schutzwälle, die zu bersten drohten, Tausende Menschen, die ihre Wohnungen und Häuser hatten verlassen müssen. Sie waren ob der drohenden Gefahr evakuiert worden. Seuchen, Hunger und Unruhen – nichts von dem war mehr ausgeschlossen. Wir hingegen waren abgeschottet in unserem Hotel, in dem es so luxuriös zuging wie eh und je, ganz so, als gehörte es in eine andere Welt.

14

Ja, ich habe viel gesehen und erlebt auf meinen Reisen. Sie haben mich zu einer Weltbürgerin gemacht. Ich war in den großen Metropolen der Welt zu Hause, und ich bin in Regionen gekommen, die für die meisten anderen Menschen nur schwer, wenn überhaupt zugänglich sind. Das Mädchen in der Fremde, ja, das war ich, und ich war es gerne. Ich genoss mein Leben in vollen Zügen, bis es eine dramatische Wendung nahm …

Ich war gerade bei einer Kollegin, einer Co-Pilotin aus Stuttgart, auf ihrem Hotelzimmer. Beide warteten wir auf einen Weiterflug, also hatten wir beschlossen, an dem Abend zusammen ein Glas Wein zu trinken und uns ein wenig die Zeit zu vertreiben. Wir unterhielten uns über dies und das und lachten auch viel an diesem Abend. Wir waren mit einem Wort ausgelassen, dennoch überkam mich – fast überfallartig – eine melancholische Stimmung, gegen die ich fast nicht ankam und die ich auch nicht deuten konnte. Ich kannte diesen Zustand bereits. Immer wieder in den letzten Wochen war ich ihm regelrecht ausgeliefert gewesen. War es Angst? Seit Wochen schon verspürte ich einen Knoten in meinem Unterbauch. Besonders dann, wenn ich auf dem Rücken lag, konnte ich ihn ganz deutlich ertasten. Über Wochen hinweg hatte ich versucht, ihn aus meinen Gedanken auszublenden. Ich hatte mich in Arbeit gestürzt, Zerstreuung gesucht, jedoch keines jener Ablenkungsmanöver hatte zu kaschieren vermocht, dass er da war, dieser Knoten, den ich nicht zuordnen konnte und der nicht zu mir gehörte. Ein altertümliches Wort, das ich aus den Märchen meiner Kindheit kannte, kam mir damals immer wieder in den Sinn: *Wackerstein*. Waren es nicht Wackersteine, die man dort mit sich herumtrug, vorausgesetzt man war der böse Wolf? War ich dann der böse

Wolf? Soweit ich mich erinnern konnte, lebte Letzterer nicht mehr allzu lange, hatte er die Wackersteine einmal in sich.

An jenem Abend gelang es mir nicht mehr, meine Angst zu unterdrücken. Ich konnte die Tatsache, dass jener Knoten in mir war, nicht mehr als etwas Harmloses abtun, als etwas Vorübergehendes, das sich über kurz oder lang von selbst wieder in Luft auflösen würde. Dazu hatte ich ihn schon zu lange. Ich kehrte in mein Zimmer zurück und ließ mich erschöpft auf mein Bett fallen, und ich beschloss, mich nach meiner Rückkehr einer Untersuchung zu unterziehen. Irgendwann musste ich mich schließlich den Tatsachen stellen. Vielleicht ging ja alles gut aus, vielleicht stellte sich der Knoten ja als etwas gänzlich Harmloses heraus.

In jener Nacht in Chabarowsk stieg in mir immer wieder jenes archaische Bild vom bösen Wolf auf. Als er ausgeschlafen hatte, machte er sich auf die Suche nach Wasser, weil die Steine in seinem Bauch großen Durst erzeugten. Während er ging, stießen die Wackersteine in seinem Bauch aneinander. »Was rumpelt und pumpelt in meinem Bauch herum? Ich meinte, es wären sechs Geißlein, so sind es lauter Wackersteine«, so oder doch so ähnlich hieß es in dem Märchen von den *Sieben Geißlein*. Ich konnte mich gut identifizieren mit jenem Wolf. War er nicht auch ein ewig Fremder, der überall war und nirgends wirklich dazugehörte? Bei dem Versuch zu trinken, stürzte er dann kopfüber in den Brunnen und ertrank. Brachiale Bilder geisterten durch meinen Kopf.

Den Rückflug nach Europa am nächsten Tag erlebte ich in einer Art Trancezustand. Ich funktionierte, waren mir doch sämtliche Abläufe und auch die Wünsche unserer zumeist sehr anspruchsvollen Klientel mehr als vertraut. Wer es sich leisten konnte, für eine Flugstunde rund 13.000 Euro auszugeben, um den Vorzug zu genießen, zu neunzehnt auf einer Maschine, einem Airbus A319, die im Grunde für 145 Passagiere zugelassen war, zu fliegen, erwartete schon eine bevorzugte Behandlung, sprich eine Betreuung rund um die Uhr. Zumeist waren das irgendwelche Regierungschefs samt ihrer Entourage oder andere Celebritys. Das entsprach voll und ganz dem Geschäftsmodell von Vista Jet, das nach einem einfachen Prinzip funktioniert. Das Unternehmen betreibt Flugzeuge großer Konzerne und reicher Familien. Dazu stellt es Piloten, Flugbegleiter und Flugbegleiterinnen zur Verfügung. Auch die Wartung der Flieger übernimmt Vista Jet. Benötigen die Eigentümer die Flieger nicht selbst, schweben sie also nicht gerade selbst hoch über den Wolken, werden die Flugzeuge auch an Dritte, die über eine nicht zu verachtende Summe in ihrem Portemonnaie verfügen, weitervermietet.

Uns wurden zumeist schon Tage zuvor sämtliche Vorlieben unserer Gäste, handelte es sich nun um Mahlzeiten, Getränke oder das Filmprogramm an Bord, mitgeteilt. Für sie lagen in den Regallagern des Hangars Waren im Wert von sieben Millionen Euro griffbereit. Ihr persönliches Inventar wie Geschirr, Besteck und Bettwäsche wurde nach jedem Flug aus der Maschine geräumt und lag bis zum nächsten Mal fein säuberlich in schweren Rollschränken verstaut. Wir waren also stets auf das Beste vorbereitet, und auch für die vielen Extrawünsche, die dann üblicherweise noch hinzukamen, waren wir gerüstet. Wir erfüllten auch diese, wenn sie im Bereich des Möglichen lagen. Im Grunde differierten sie nicht wesentlich von Flug zu

Flug, und wir waren es gewohnt, flexibel zu agieren und auf unsere Gäste einzugehen. So schnell war ich mit einem Wort nicht aus der Ruhe zu bringen, auch dieses Mal nicht. Mein Anker war meine Routine. Ich zauberte mir ein Lächeln ins Gesicht und verbarg dahinter meine Unruhe, die mich nun nicht mehr losließ, auf dem gesamten Rückflug nicht.

Zwei Wochen lang war ich rund um die Welt unterwegs gewesen, und dieses Mal fiel es mir besonders schwer, mich zu Hause wieder einzufinden. Da war zum einen der Jetlag, der mir zu schaffen machte, mehr als sonst eigentlich, und zum anderen gelang es mir nicht, zur Ruhe zu kommen. Die Angst hatte mich fest im Griff. Ich musste mit jemandem darüber sprechen, jemanden um Rat fragen. Sollte ich meiner Mutter von dem Knoten erzählen? Sie war natürlich die Erste, der ich mich liebend gerne anvertraut hätte. Jedoch würde ein solches Gespräch nicht notgedrungen eine Aktion nach sich ziehen, etwas in Gang setzen, das ich nicht mehr würde aufhalten können, einen Besuch beim Arzt etwa? War ich dazu tatsächlich bereit? In jener Nacht in Chabarowsk, in der Fremde, hatte ich den Entschluss gefasst, mich einer medizinischen Untersuchung zu unterziehen, hier daheim, in der vertrauten Umgebung, sah das wieder anders aus. Solange ich nicht darüber sprach, es nicht aussprach, gehörte jener Knoten, jener Wackerstein, in mir noch nicht zur Gänze der Realität an. Er lag irgendwo unartikuliert im Verborgenen – und dort wollte ich ihn lassen. Solange es ging. In spätestens zwei Wochen würde ich meinen nächsten Trip nach Australien und Neuseeland antreten, vielleicht war dann ja alles wieder gut!

Unruhig verbrachte ich Nacht um Nacht, bis ich es eines Tages nicht mehr aushielt und meine Mutter um einen sogenannten Mutter-Tochter-Tag bat. Immer wenn wir einander länger nicht gesehen hatten und uns wieder einmal nach Lust und Laune austauschen wollten, hatten wir uns angewöhnt, einen solchen Tag miteinander zu verbringen. Zumeist fuhren wir dann in die nächstgelegene Stadt, bummelten dort durch die Einkaufsstraßen, shoppten ein wenig und aßen dann gemeinsam in einem netten Lokal zu Mittag.

Meine Mutter willigte gerne ein, gab aber zu bedenken, dass sie einen Termin bei einem Urologen für eine Routineuntersuchung ausgemacht hätte, das aber nicht viel Zeit in Anspruch nehmen würde. Im Auto vertraute ich mich ihr an und erzählte ihr von meinen Sorgen. Was ich befürchtet hatte, geschah: Die Dinge entwickelten, da sie nun einmal ausgesprochen waren, eine Eigendynamik, sie kamen ins Rollen. Die Stunde der Wahrheit, vor der ich mich vielleicht mehr gefürchtet hatte als vor der Wahrheit selbst, war da. Inständig flehte mich meine Mutter an, doch an ihrer statt den Arzttermin wahrzunehmen. Sie argumentierte damit, dass bei mir ohnehin schon lange wieder eine Routineuntersuchung fällig sei, da mir im Jahr 2003 eine kaum funktionierende Niere entfernt worden war und die Funktion meiner vorhandenen Niere in regelmäßigen Abständen kontrolliert werden musste. Ich lehnte noch immer vehement ab. Eine heftige Diskussion entflammte, und schließlich gab ich nach.

Ich betrete die Ordination des Radiologen. Sie wirkt irgendwie abgenutzt. Die Ordinationsassistentin, deren Namensschild ich in der Eile nicht entziffern kann, nimmt mir meine E-Card ab und bittet mich, im Wartezimmer Platz zu nehmen. Nach relativ kurzer Zeit werde ich aufgerufen. Der Arzt scheint noch recht jung zu sein. Versteht er überhaupt etwas von seinem Geschäft? Freundlich bittet er mich, meinen Oberkörper frei zu machen und mich auf die Liege zu legen. Er fragt mich nach meinem Beruf, interessiert lauscht er meinen Erzählungen, während er mit dem Ultraschallgerät über meinen Bauch fährt. Wirre Bildsequenzen geistern durch meinen Kopf: Fischer, die ihre Netze auswerfen und wieder einholen, manche sind leer, andere übervoll. Erfolg und Misserfolg liegen nahe beisammen. Glück und Unglück auch. Was werden die nächsten Minuten für mich bringen? Ich bin den Umständen ohnmächtig ausgeliefert – ganz wie jener Lucas in dem Film *Die Jagd* (2012), muss ich auf einmal denken. Auch um ihn hat sich das engmaschige Netz des Schicksals gelegt, aus dem es kein Entrinnen gibt, ob schuldig oder unschuldig spielt da keine Rolle. Wir sind beide unschuldig. Lucas hat den sexuellen Übergriff, für den man ihn nun gnadenlos hetzt und in die Enge treibt, nicht begangen, und auch ich bin unverschuldet in eine Situation gekommen, aus der ich mich nicht mehr befreien kann. Ich kann wie er keinen Einfluss mehr auf das Geschehen nehmen. Gott sei Dank habe ich keinen Hund wie jener Lucas im Film, denke ich, denn ein nicht existenter Hund kann auch nicht vergiftet werden. So gesehen geht es mir besser als ihm. Und die Meute, die mich hetzt, setzt sich auch nicht aus der Dorfgemeinschaft zusammen, sondern aus meinen eigenen Dämonen, meinen Angstdämonen. »Wo sind Sie am liebsten?«, fragt er mich, »haben Sie eine Lieblingsdestination?« Ich höre ihn kaum. Ist das nun das Ende? Oder ein Neubeginn? Ein Wiederbeginn? Bekomme ich noch eine Chance? Der Lucas im Film hat keine bekommen. »Sie haben einen Tumor im Bauchraum«, höre ich noch. »Sie müssen umgehend einen Radiologen aufsuchen.«

Hier war er, der Wackerstein, der dieses Mal keinen bösen Wolf, sondern wohl mich ums Leben bringen würde.

— Der Schwarze Freitag —

Wie soll ich beschreiben, was ich damals fühlte? Was überwog, war das Gefühl einer entsetzlichen Ohnmacht, aus der es kein Entrinnen gab. Ich war ohnmächtig – ohne Macht, das Geschehen noch in irgendeiner Weise beeinflussen zu können. Dazu reichte der pure Wille, die Kontrolle über mich und meinen Körper wiederzuerlangen, nicht aus. Der Ausgang der Untersuchungen, die auf mich zukamen, lag nicht mehr in meiner Hand.

Gleich für den darauffolgenden Tag bekam ich eine Überweisung ins Krankenhaus. Aus meinem Wackerstein, der, wie die Bilder zeigten, rund war, sollte dort ein Teil des Gewebes entnommen und in die Pathologie entsandt werden. Hier würde dann die Diagnose erfolgen.

Unmittelbar nach der Entnahme finde ich mich auf der Tagesklinik der Onkologie, sprich der Krebsstation des Krankenhauses wieder. Ich liege in einem Krankenbett, meine Mutter sitzt mir gegenüber. Wie die Biopsie ausgegangen ist, was sie für ein Ergebnis gebracht hat, wissen wir beide noch nicht. Ist mein Todesurteil schon unterzeichnet worden?

Noch nie zuvor in meinem Leben bin ich auf einer Onkologie gewesen, nicht einmal zu Besuch. Was mache ich jetzt hier? Das Ganze muss sich um ein großes Missverständnis handeln.

Macht das Schicksal Fehler? Ich habe hier in jedem Fall nichts verloren. Gleich morgen besorge ich mir meine Visen und Reisedokumente für Australien und Neuseeland, meine nächsten Destinationen mit Vista Jet. Ja, morgen gleich, spätestens dann ist das hier alles nur noch eine Episode wert, die ich irgendwann zum Besten geben kann, vielleicht bei einem Glas Wein in Sydney. »Wisst ihr, was mir passiert ist …«

Zum ersten Mal in meinem Leben habe ich das Gefühl, kein eigenes Bewusstsein mehr zu haben, bin willenlos den Umständen ausgeliefert. Ich bin eine Marionette in irgendeinem tragischen Stück, das wohl keinen guten Ausgang nehmen wird, oder doch? Gewissheit gibt es heute noch keine für mich. Ich werde mit einer Verdachtsdiagnose auf Krebs nach Hause geschickt, mit der Aufforderung, mich nächsten Freitag wieder zu melden, um Genaueres zu erfahren.

Als jener Freitag, den ich stets als »Schwarzen Freitag« in Erinnerung behalten werde, endlich anbrach, war ich mit meiner Geduld am Ende. Ich hatte nächtelang schlecht bis kaum geschlafen, ich konnte die Ungewissheit nicht länger ertragen, also rief ich fünf Stunden vor dem anberaumten Termin im Krankenhaus an. Ich war fest dazu entschlossen, jemandem dort die endgültige Diagnose zu entlocken. Mein Herz klopfte, als ich den zuständigen Arzt verlangte. Wie man mir sagte, war er gerade nicht im Haus, man verband mich jedoch mit der diensthabenden Krankenschwester. Ihr teilte ich nun mein Anliegen mit aller Dringlichkeit mit. Ich sagte ihr, dass ich das Warten nicht länger ertragen würde können, und bat sie um eine Auskunft. Fast wie zu erwarten gewesen war, ließ sie mich wissen, dass sie der Schweigepflicht unterläge und ihr daher die Bekanntgabe von Befunden und Diagnosen aus Datenschutz- gründen untersagt sei. Das dürfe nur der behandelnde Arzt in einem persönlichen Gespräch, hätte man nicht zuvor schon ein Kennwort vereinbart. In diesem Fall könne die Auskunft auch über das Telefon erfolgen. Ein solches Kennwort hatte ich natürlich nicht. Dann fügte die Krankenschwester noch hinzu:»Ich kann Ihnen jedoch mitteilen, dass es sich um nichts Schlimmes handelt.« Es sei nichts, das sich nicht gut therapie- ren ließe.

Diese Worte lösten unsagbare Euphorie in mir aus. Ich hat- te also doch keinen Krebs, sondern nur etwas Harmloses, das man aus der Welt schaffen würde können, etwas, das vorüber- ging und nicht mein Ende besiegelte. Meine Mutter war außer sich vor Freude. All die Stunden bangen Hoffens waren mit einem Mal vorüber. Eine Leichtigkeit, wie ich sie kaum je zuvor gespürt hatte, nahm von uns allen Besitz. Als Akt der Dankbar- keit für die unerwartete Erlösung beschlossen wir, dem Arzt zu dem vereinbarten Termin ein kleines Geschenk mitzubringen. Er sollte teilhaben an unserem Glück.

»Liebe Frau Schwarzenbacher, ich muss Ihnen mitteilen, dass Sie an einem äußerst aggressiven Krebs erkrankt sind und Ihre Situation als sehr ernst zu beurteilen ist. Ich kann Ihnen nicht garantieren, dass unsere Therapie Erfolg haben wird. Ihre Chancen auf Heilung belaufen sich auf siebzig Prozent.« Das Lächeln auf meinen Lippen erlischt. Meine Mutter greift nach meiner Hand. Die niederschmetternden Worte des Arztes wirken wie ein Halluzinogen auf mich. Die Zeit bleibt stehen.

Zeit und Raum sind keine Dimensionen mehr, in denen ich denken kann. Sie verschwimmen, entsprechen nicht mehr der Wirklichkeit.

»Aber die Krankenschwester hat doch gesagt …«

»Sie hat sich geirrt, es tut mir leid, Ihnen das mitteilen zu müssen.«

Der Arzt erläutert mir, dass es sich bei meiner Krebsart um ein T-Zell-Lymphom handelt und als solches zu den besonders aggressiven, weil schnell wachsenden Non-Hodgkin-Lymphomen gehört. Er spricht mit ruhiger Stimme, nimmt sich Zeit und macht einen souveränen Eindruck auf mich. Er ist ganz Arzt, ein Vorzeigemodell seines Berufsstands. Ich höre ihm kaum zu. Er werde sich mit seinen Kollegen darüber beraten, wie man in meinem spezifischen Fall vorgehen werde, dringt an mein Ohr, ansonsten sind es hauptsächlich Wortfetzen, von denen ich Notiz nehme: sechs Zyklen Chemotherapie; die Zeit dränge, man würde also in den nächsten Tagen damit beginnen; ein Versprechen auf Heilung könne er mir nicht geben …

Ein Gefühl von Unwirklichkeit macht sich in mir breit. Das kann nicht sein. Ich habe doch je weder geraucht noch getrunken. Ich habe immer auf meine Ernährung geachtet und weitgehend gesund gelebt. Wie kann es also sein, dass ich Krebs habe? Auch bin ich keine siebzig oder achtzig Jahre alt, sondern doch erst zarte 27. Wie ungerecht der Himmel doch sein kann! Bewusst und intensiv kann nur leben, wer im Moment präsent ist und nicht ständig auf Ziele in der nahen oder fernen Zukunft hin fokussiert ist … Was für eine Idiotie von mir, so wenig im Hier und Jetzt gelebt zu haben, erwache ich aus meinen Gedanken. Ach ja, ich habe ein T-Zell-Lymphom mit einer Heilungschance von siebzig Prozent, zu dreißig Prozent bin ich also de facto schon tot, im Hier und Jetzt tot, für immer tot.

In dem Gefühlschaos, das an jenem Schwarzen Freitag, nachdem sich meine peinigende Angst als berechtigt herausgestellt und ich die Diagnose Krebs erhalten hatte, von mir Besitz ergriff, führten mich meine Erinnerungen in meine Kindheit zurück. Im Alter von sieben oder acht Jahren hatte ich mich immer wieder mit dem Tod beschäftigt. Ich hatte darüber nachgedacht, welche Todesart für mich wohl am schrecklichsten wäre. Verbrennen? Ertrinken? Oder vielleicht doch Erfrieren? Im Grunde ist es nichts Ungewöhnliches, dass man in dem Alter, in dem man zum ersten Mal Bewusstheit über das Leben und alles, was damit zusammenhängt, bekommt, auch an seine Endlichkeit zu denken beginnt. Kinder sind reflektiertere Wesen, als ihnen oft zugestanden wird. Hinter der Fassade des Kindseins werden mitunter sehr erwachsene Themen verhandelt.

Meine größte Angst damals war es gewesen, unschuldig in einen Todestrakt zu wandern. Die Vorstellung, dort in einer Zelle Tag für Tag die Zeit abzusitzen, würde jeden einzelnen Tag, so hatte ich mir das vorgestellt, schier endlos erscheinen lassen. Die Uhr würde dort wahrscheinlich nur noch im Schneckentempo ticken oder überhaupt stehen geblieben sein. Außerhalb des Todestrakts hätte man die Option, eines Tages heimgehen zu dürfen, man könnte Pläne schmieden für ein Leben danach, es gäbe ein Licht am Ende des Tunnels. Hier, so hatte ich mir das gedacht, gäbe es nichts mehr, auf das man sich freuen konnte. Hier wäre man seiner Zukunft beraubt, und mit ihr jeglicher Hoffnung. Hier wäre Endstation, man wäre wohl in seinem eigenen Albtraum gefangen, ohne je daraus aufwachen zu können. Was auch immer man tat, man konnte den Zug auf seiner Fahrt in den Abgrund nicht stoppen, der einen dem Tod Schwelle für Schwelle entgegenbrachte.

Nun sitze ich im Todestrakt. Es gibt keinen Zufluchtsort mehr für mich, der Rettung verspricht. Meine Gedanken rasen. Sie hängen sich auf an Dingen, die ich besessen habe und nun verlieren würde. Bilder von meinen Reisen kommen mir wahllos in den Kopf, dann das Gesicht meiner Mutter, das meines Vaters und das meiner Schwester … Ich suche nach einer Antwort, die ich nicht habe, nie haben werde. Wie lange werde ich noch leben? In diesem Moment wünsche ich mir nichts sehnlicher, als dreißig Jahre alt zu werden. Und hoffentlich vergeht die Zeit bis dorthin nicht wie im Flug! Ich möchte sie anhalten, die Zeit, die mir mit einem Mal zwischen den Fingern zerrinnt.

Wird man mit so einer schrecklichen Diagnose konfrontiert, durchläuft man ähnliche Phasen der Trauer wie nach dem Verlust eines geliebten Menschen. Zuerst einmal befand ich mich in einer Art Schockzustand. Meine Seele konnte das Gehörte nicht verkraften. Ich konnte einfach nicht fassen, was da um mich herum – und mit mir geschah. Ich konnte es einfach nicht in Beziehung zu mir setzen und tendierte dazu, es schlicht zu leugnen. Wahrscheinlich handelte es sich ja um einen schrecklichen Irrtum! So etwas kam schließlich immer wieder vor. Auch Ärzte sind nur Menschen!

Ich verbrachte die ersten beiden Wochen nach der Diagnose mehr oder weniger im Bett. Nicht dass ich viel geschlafen hätte, ich lag einfach da, mit bis zum Kinn hochgezogener Decke in einer Art komatösen Zustand – und wartete auf den Tod. Fieberschübe und immer wiederkehrende Schweißausbrüche setzten mir zu. Auch das Erledigen von ganz alltäglichen Aufgaben war für mich ein Ding der Unmöglichkeit. Ich regredierte in den Zustand eines unmündigen Kindes, das auf die Fürsorge seiner Familie angewiesen war. Ich kann mich nicht daran erinnern, damals viel geweint zu haben. Ich habe meiner Verzweiflung auch nicht durch Schreien Luft gemacht, es war ein stiller Kampf, den ich in meiner Todeszelle austrug. Die Welt da draußen drehte sich weiter. Ich nahm keine Notiz davon. Ich gehörte nicht mehr dazu.

Was dann kam, waren Wut und Verzweiflung. Sie überwältigten mich geradezu. Warum ich? Womit hatte ich das verdient? Weshalb durften andere weiterleben und ich nicht? Ich war wütend auf alles und jeden, der anders als ich eine Chance auf Leben hatte, der eine Zukunft hatte, die er gestalten konnte. Mir war eine solche Zukunft gerade genommen worden. Was hatte ich mir nicht alles vorgenommen für mein Leben. Alles umsonst. Ich würde keine Karriere mehr machen, keine Familie mehr gründen. Ich fühlte mich ausgeschlossen, isoliert von allem, was schön war und das Leben so lebenswert machte.

Es mag sonderbar klingen, jedoch war es ebendiese Wut, die mich auch wieder stärkte. Es gelang mir nun sogar wieder, aufzustehen und ein wenig am Familienleben, zumindest an den gemeinsamen Mahlzeiten, teilzunehmen. Harmonisch liefen Letztere jedoch nicht immer ab, denn meine Wut auf alles Lebende entlud sich immer wieder in heftigen emotionalen Ausbrüchen, die mit Sicherheit nicht leicht für meine Eltern und meine Schwester zu ertragen waren. Ich weiß nicht, wie sie es damals geschafft haben, sich abzugrenzen. Sie haben sich nie von mir abgewandt, sondern waren immer für mich da – bedingungslos – und hatten ein offenes Ohr für mich.

Damals kreisten meine Gedanken auch um all jene Dinge, die ich bis dato nicht verwirklicht hatte. Ich war glücklich in meinem Beruf gewesen, jedoch war er einer von vielen gewesen. Hätte ich nicht etwas ganz anderes machen können? Studieren etwa? Vielleicht wäre mein Leben dann anders verlaufen. Vielleicht hätte es nicht im Desaster geendet. Und wie viele Begegnungen mit Menschen waren da gewesen, die ich nicht weiter vertieft hatte? Was hatte ich mir selbst dadurch genommen? Was hatte ich ihnen nicht gegeben? Man hatte bei allem immer nur eine Chance, und wie viele davon hatte ich nicht genutzt! Bekam ich zumindest noch eine Chance auf Wiedergutmachung? Wie viel Zeit hatte ich noch?

Nach und nach festigte sich schließlich in mir der Wille, mich dem Kampf, der nicht mehr oder weniger als ein Kampf um mein Leben war, zu stellen. Ich würde nicht einfach aufgeben, sondern mich der Therapie, die mir meine Ärzte vorgeschlagen hatten, unterziehen, koste es, was es wolle.

Wird man hingerichtet, ist es ein tödlicher Giftcocktail, der einem durch Schläuche in die Venen eingeflößt wird und der den Herzschlag allmählich verlangsamt und schließlich die Atmung lähmt. Das Chemotherapeutikum würde mir auf dieselbe Weise verabreicht werden, es würde meine Zellen töten, gesunde wie kranke, und dennoch meine letzte Chance auf ein Entrinnen sein.

— Der Leidensweg beginnt —

In der Krebstherapie gibt es eine Unzahl an Medikamenten, die, als Chemotherapeutika oder Zytostatika bekannt, die Zellteilung hemmen. In meinem speziellen Fall hatte man sich für eine sogenannte CHOEP-Therapie entschieden. Dabei greifen die verschiedenen Wirkstoffklassen die Krebszellen in unterschiedlich terminierten Phasen an, um so viele Tumorzellen wie möglich am besten schon in ihrer Entstehungsphase zu erreichen und zu vernichten. Die CHOEP-Therapie würde mir in sechs Zyklen verabreicht werden, hätte ich das überlebt, würde man mit einer Hochdosistherapie fortfahren. Letztere, so erklärte man mir, würde zu einer fast vollständigen Zerstörung meines Knochenmarks führen, was dann eine Stammzellentransplantation notwendig machen würde. Was das für mich bedeutete, wusste ich zu diesem Zeitpunkt Gott sei Dank noch nicht. Ich musste Schritt für Schritt vorgehen auf meinem Weg zurück ins Leben oder sonst wohin, einen nach dem anderen. Alles andere hätte mich ohnehin überfordert.

Ich war furchtbar aufgeregt, als ich zum ersten Zyklus der Chemotherapie ins Krankenhaus fuhr. Ich würde stationär aufgenommen werden, und die Zytostatika würden mir an drei aufeinanderfolgenden Tagen verabreicht werden.

Die transparente, dickflüssige Substanz wird mir in die Vene injiziert. Ich habe sie mir eigentlich bunter, ja spektakulärer vorgestellt. Angst macht sie mir auch so. Tröpfchen für Tröpfchen fließt sie in meinen Körper. Meine Aufregung legt sich, und ich werde unglaublich müde. Eine Schwere macht sich in meinem Körper breit. Ich male mir aus, dass die Flüssigkeit, die die Tumorzellen eliminieren soll, eine Flüssigkeit aus goldenen Blättchen ist, eine goldene Substanz.

Ich nenne meine Chemotherapie »das Gold«, das mir wieder zur vollständigen Genesung verhelfen wird. Mit der Farbe Gold assoziiere ich die Wärme der Sonne, und die Sonne steht für mich für Zuversicht und das Leben schlechthin. Ja, ich will leben. Anders als ich bezeichnet meine Zimmernachbarin ihre Chemotherapie als *Bacardi*, weil sie nämlich rot ist. Ich gebe mir Mühe, die verheerenden Nebenwirkungen meines *Goldes*, von denen man mir berichtet hat, auszublenden und mich auf seine positive Wirkung zu konzentrieren. Ich bin mir sicher, dass das meine Heilungschancen fördern wird.

Mit solchen und ähnlichen Gedanken versuchte ich, durch die erste dunkle Zeit zu kommen. Ich hatte keine andere Wahl, als das Gift, das man mir injizierte, anzunehmen. Was blieb mir anderes übrig? Ich wusste, dass ich nun bald meine Haare verlieren würde. Wie ich darauf reagieren würde, wusste ich allerdings noch nicht. Bis dato hatte ich auf mein Äußeres geachtet. Das hatte schon mein Beruf mit sich gebracht. Schönheit und Körperpflege gehörten für mich zusammen. Sie verliehen mir Sicherheit in meinem Auftreten. Sie waren Teil der Rolle, die ich in der Öffentlichkeit und auch vor mir selbst einnahm. Mit dem komatösen Zustand, in den ich seit der Diagnose geraten war, war auch eine Art Rollenverlust einhergegangen. Ich war inaktiv geworden, in eine soziale Isolation und von heute auf morgen in einen Zustand von Unselbstständigkeit geraten. Ich war keine Weltenbummlerin mehr, ohne die schützende Begleitung eines meiner Familienglieder schaffte ich es jetzt nicht einmal mehr aus dem Haus. Dass ich nun auch meine Haarpracht, auf die ich so stolz gewesen war, einbüßen würde, passte irgendwie ins Gesamtbild. Mein wunderbares Leben gehörte der Vergangenheit an. Im Vordergrund stand nun die Wiederherstellung meiner Gesundheit, einer Gesundheit um jeden Preis, auch um den meiner Schönheit.

Meine Gedanken wanderten zu einem Zeitungsartikel, den ich – in besseren Zeiten – in New York gelesen hatte. Ich war in meinem Bett hoch über den Wolken im Hotel *Marriott* am Times Square gelegen. Frank Sinatras »New York, New York…« war von irgendwoher zu mir herüber ertönt. Tausende bunte Lichter und Reklamen waren vor meiner Nase herumgetanzt, und ich war unbändig stark und glücklich gewesen. In dem Artikel stand, dass es ganz unterschiedliche Konzepte von Gesundheit gab, die von kulturellen und sozioökonomischen Faktoren abhängig waren. So konnte die Abwesenheit von Gesundheit, also Krankheit, auch als etwas durchaus Positives erlebt werden. Philippinische Jugendliche, hieß es da etwa, würden damit auffällig viele positive Aspekte assoziieren. Sie sahen Krankheit als Chance auf eine Ruhepause beziehungsweise als Anstoß für einen Reifeprozess. Ich hatte eigentlich keine Pause gebraucht, und dass Krankheit dazu dienen sollte, einen Reifeprozess in Gang zu setzen, empfand ich in meinem jetzigen Zustand eigentlich als Zynismus. Was sollte mir das schier bodenlose Unglück, gegen das ich mich seit der niederschmetternden Diagnose mit aller Kraft wehrte, an Reife bringen? Vor allem, wenn ich den Reifeprozess nicht überlebte! Keine negativen Gedanken, Kathrin, schoss es mir durch den Kopf. Das schwächt nur noch mehr!

Am ersten Tag des ersten Zyklus nahm ich mir ganz fest vor, den Weg der Schulmedizin, den ich nun beschritten hatte, als den für mich einzigen und richtigen zu akzeptieren. Ich würde die Chemotherapie nicht als krank machend, sondern als lebensrettend betrachten und ihrer Heilwirkung nichts entgegensetzen, schon gar keinen inneren Widerstand. Dass mir die Haare ausgehen würden, war schließlich ein temporäres Phänomen. Sie würden wieder nachwachsen, und alles andere würde mein Körper wohl auch wieder hinkriegen. Immerhin war ich ja noch sehr jung.

Am zweiten Tag fiel es mir schon bedeutend schwerer als am ersten, dem, was ich da durchmachte, etwas Positives abzugewinnen. Es ging mir elend. Das *Gold*, das durch meine Venen floss, setzte mir körperlich enorm zu. Außerdem hatte ich große Angst. Dazu trug natürlich auch die Atmosphäre hier auf der Station bei, an der Schmerz und Tod auf der Tagesordnung standen. Den ganzen Tag über hatte ich aus dem Nebenzimmer ein besorgniserregendes Husten oder vielmehr ein Röcheln gehört. Es drang durch die hellhörigen Wände, und ich konnte es beim besten Willen nicht ausblenden. Nicht einmal, dass ich die Zimmertüre zugemacht hatte, um meine Therapie möglichst in Ruhe über mich ergehen zu lassen, hatte geholfen. Als ich dann am Abend mein Zimmer verließ, um das gegenüberliegende Bad aufzusuchen, fand ich die Türe jenes Zimmers neben mir offen und erhaschte unglücklicherweise einen Blick auf den Patienten, der dort lag. Seine Haut war gelb verfärbt, seine Augen waren hervorgequollen, und ebenfalls unheimlich gelb. Gesund sah das nicht aus. Ich erschrak entsetzlich, und instinktiv versuchte ich, wohl um mich zu schützen, das Gesehene als »falsch« abzuspeichern. Ich hatte mich sicher getäuscht! Das T-Shirt des Mannes war wohl gelb gewesen, nicht der Mann selbst!

Als ich aus dem Badezimmer wieder auf den Gang trat, sah ich drei Männer mit einer roten Box, die man auf Rollen schieben konnte, an mir vorbei und direkt in das Zimmer des »gelben Mannes« gehen. Kein Schutzmechanismus hätte ausgereicht, um mir die Erkenntnis, dass es sich hierbei um einen Sarg handelte, zu nehmen. Der Mann, der den ganzen Tag über so furchtbar geröchelt hatte, war gestorben und wurde nun abtransportiert. Wohin wohl? Unsagbares Grauen erfüllte mich. Ich, die ich bislang auf der Sonnenseite des Lebens beheimatet gewesen war, lernte nun auch die andere, die dunkle Seite kennen. Wohin führten sie ihn? In eine dieser engen Eiskammern auf der Pathologie? Würde auch ich das Krankenhaus einmal auf diesem Weg verlassen? In einer roten Kiste? Von Unbekannten geschoben? Könnte ich doch wenigstens zu Hause sterben, umgeben von meinen Lieben, schoss es mir durch den Kopf, und nicht hier in der Anonymität dieser Anstalt, in der ich mich einsamer fühlte, als das je zuvor in meinem Leben der Fall gewesen war.

Bislang hatte ich solche Bilder nur aus Filmen gekannt. Sie hatten mich nie sonderlich berührt damals, nun aber, da ich selbst dem Tod näher war als dem Leben und Ersterer einen nie da gewesenen Realitätsgrad für mich bekommen hatte, ertrug ich es fast nicht.

Ich schlief in jener Nacht bei geöffneten Fenstern, weil ich mir einredete, so könne die Seele jenes Mannes wenigstens entweichen. Zumindest sie wäre dann frei. Man erzählte sich doch, dass die Seelen der Toten erst dann zur Ruhe kommen konnten, wenn sie nicht gefangen in Räumen blieben und in den Himmel aufsteigen konnten. Wie oft hatte ich in Museen Gemälde oder Skulpturen gesehen, die die Seele eines Menschen als Vogel darstellten, der dem Mund eines Toten entweicht. »Was verstehst schon *du* unter Seele?«, lässt Ödön von Horváth einen seiner Protagonisten in dem Theaterstück *Pompeji* fragen. »Was sich aus einem fortsehnt …«, bekommt er zur Antwort. Und dazu brauchte sie Flügel und offene Fenster … Ich wollte die Seele jenes Mannes nicht gefangen halten, sie sollte fliegen, weit weg von hier an einen Ort, an dem sie Frieden finden konnte. Das tröstete mich ein wenig. Hoffentlich würde auch für meine Seele einmal jemand die Fenster öffnen.

Nach dem ersten Zyklus Chemotherapie wurde ich nach Hause entlassen und dort von meinen Lieben gehegt und gepflegt. Sehr nah kam ich in dieser Zeit meiner Schwester. Wir verbrachten viel Zeit miteinander. Das war nicht immer so gewesen. Martina ist drei Jahre jünger als ich. Ich erinnere mich noch genau an den Tag, als sie zur Welt kam. Ich war sehr neugierig darauf, sie kennenzulernen. Bald jedoch empfand ich sie auch als durchaus gleichwertige, wenn nicht sogar überlegene Rivalin, die mit mir um die Liebe unserer Eltern konkurrierte. Auch goutierte ich es gar nicht, wenn sie etwa, tollpatschig wie sie war, meine wunderbar aufgetürmten Bauklötze umwarf. Dennoch, meine Beziehung zu Martina war stets eine sehr innige gewesen, und so genoss ich es auch damals nach meiner ersten Chemotherapie sehr, wenn sie sich zu mir auf die Couch setzte und sich mit mir unterhielt. Wir teilten einander unsere Wünsche und Ängste mit und sprachen darüber, wie wichtig es wäre, Zukünftiges für den Moment auszublenden und ganz im Hier und Jetzt zu sein. Dahin gehend, befanden wir, musste man sein Leben ausrichten, alles andere wäre Zeitverschwendung, denn wer wüsste schon, was kommen würde.

Wir kamen in unseren langen Gesprächen auch darüber überein, dass das für uns zur Wahrheit würde, was wir uns erdachten. War es letztendlich nicht so, dass jeder die Verantwortung für sein Leben selbst trug, es also auch in der Hand hatte, darauf Einfluss zu nehmen? Und zwar in guten wie in schlechten Zeiten? Die Gedanken, die wir in uns tragen, so fanden wir, würden unser zukünftiges Sein gestalten oder zumindest mitgestalten. Niemand anderes als wir selbst wären die Akteure, also die Hauptdarsteller, in dem Ereignisfluss, der unser Schicksal ausmachte, und keiner sonst. Das brachte natürlich eine gewisse Verantwortung mit sich, eine Verantwortung, der wir uns stellen wollten. Gerade jetzt.

Ich las damals auch sehr viel. Ich suchte nach Antworten auf die drängende Frage, weshalb es ausgerechnet mich so schwer getroffen hatte. Manches sog ich auf in mich und machte es mir zu eigen, anderes verwarf ich auch wieder. Ich suchte – relativ wahllos, wie ich zugeben muss – Antworten bei psychologischen Ratgebern, in philosophischen Traktaten und auch in der Religion. Jeder Mensch fürchtet den Tod, ist man gesund, ist er jedoch nicht mehr als ein düsterer Schatten, der sich zwar nicht abschütteln lässt, uns jedoch auch nicht tiefer gehend beunruhigt. Solange man sich auf der Sonnenseite des Lebens befindet, räumt man ihm und religiösen Themen an sich oft wenig Platz ein. Man fühlt sich unverwundbar. Wenn man dann jedoch mit einem Mal mit seiner Sterblichkeit konfrontiert wird, fallen einem die Götter wieder ein. Mit ihnen und ihrem Angebot an uns begann ich mich damals intensiv zu beschäftigen. Ich fokussierte mich dabei nicht auf eine einzige Religion, das Christentum etwa, sondern hielt auch andernorts Ausschau, zum Beispiel bei den antiken Philosophen.

Anfänglich faszinierte mich dabei die Lehre der Stoiker, weil sie Gelassenheit und Seelenruhe, »stoische Ruhe« mit einem Wort, durch die Einübung emotionaler Selbstbeherrschung versprach. Das war es, was ich nun am dringendsten benötigte. Diese an sich sehr lebensbejahende und auf das Diesseits ausgerichtete Philosophie tröstete mich dann im Endeffekt jedoch wenig. Sätze wie, dass das Leben sterben zu lernen bedeute, oder der letzte Lebenstag, »der Geburtstag der Ewigkeit« sei,[1] beruhigten mich kaum. Sie geisterten immer wieder als leere Worthülsen durch meinen Kopf, etwa wenn ich auf etwas wartete, das Sich-Öffnen des Schrankens zum Beispiel, wenn ich mit meinem Auto die Bahngleise passieren wollte.

Auch Epikur verwarf ich bald als wenig tröstlich für mich. Er hatte behauptet, der Zustand nach dem Tode ähnle dem vor der Geburt. Diese Vorstellung linderte meine Todesangst anfänglich ein wenig, da ich diesen Zustand von den vielen Operationen während der letzten Wochen bereits kannte. Im Zuge der Narkose war mein Bewusstsein vorübergehend erloschen, und dieser Zustand hatte tatsächlich etwas Befreiendes gehabt. Die Bewusstlosigkeit war jedoch episodischer Natur gewesen.

Hätte ich vor der Narkotisierung gewusst, dass ich das Licht der Sonne nie wieder erblicken würde, hätte ich sie nicht so leicht über mich ergehen lassen. Und war ich wirklich schon bereit dazu, die völlige Auflösung meiner Individualität – und nichts anderes war dieser Zustand ohne Bewusstheit ja – einfach hinzunehmen? Nein. Insofern hatte der Glaube an ein Weiterleben der Seele nach dem Tod etwas weitaus Tröstlicheres für mich.

Mehr anfangen konnte ich da schon mit einem Buch von dem Psychoanalytiker und Autor Irvin D. Yalom, der in seinem Buch *In die Sonne schauen: Wie man die Angst vor dem Tod überwindet* nicht nur davon berichtet, wie Patienten, die bei ihm in der Psychotherapie waren, ihre Angst vor dem Tod überwinden konnten, sondern auch über seine eigene Todesangst spricht und über die Mechanismen, die er für sich gegen sie entwickelt hat. Bei Sätzen wie »Es ist nicht leicht, jeden Augenblick in vollem Bewusstsein des Todes zu leben. Das ist so, als versuche man, der Sonne ins Gesicht zu schauen!«[2] – so oder zumindest so ähnlich formuliert er das in seinem Buch –, fühlte ich mich in meiner Not zumindest verstanden und damit nicht mehr so alleingelassen. Yalom bezeichnet die »Todesfurcht« als »die Mutter aller Religionen, die allesamt auf die eine oder andere Weise versuchen, die Pein unserer Endlichkeit in Schranken zu halten«. Das Konzept von einem Gott mildert, seiner Meinung nach, »häufig nicht nur den Schmerz der Sterblichkeit durch irgendeine Vision von ewigem Leben, sondern auch die furchterregende Isolation durch die Option einer ewigen Präsenz«. Er liefert, so Yalom, »einen klaren Plan für ein sinnvolles Leben«.

Vielleicht verdankte ich es meiner Yalom-Lektüre, dass ich mich in jener so schweren Zeit dem Glauben zuwandte. Das half mir damals sehr. Ich bin an sich kein besonders religiöser Mensch, bin es auch nie wirklich gewesen. Als Kind habe ich immer dasselbe Gebet gesprochen, mechanisch, ohne dass es sich für mich mit viel Sinn erfüllt hätte. Ich habe getan, was man von mir verlangt hatte. In der ländlichen Kleinstadt, in der ich aufgewachsen bin, habe ich natürlich viel von dem kirchlichen Leben mitbekommen. Ich habe die Erstkommunion empfangen, und ich bin auch gefirmt worden, für mich fiel das damals jedoch viel mehr in die Kategorie Traditionelles. All das gehörte einfach zu dem Brauchtum oder auch Kulturgut, das uns als Mitteleuropäer ausmachte und als solches auch einen gewissen Reiz hatte. Schließlich war es ja schön, solche kirchlichen Feste im Rahmen der Familie zu begehen. Diese Tage schweißten uns als Familie enger zusammen, jedoch der religiöse Grund dieser Feste war dabei stets eher Nebensache.

Als ich mit der Diagnose Krebs konfrontiert wurde, änderte sich das schlagartig. Jetzt, da mir meine Endlichkeit so unmittelbar vor Augen geführt worden war, fand ich Trost im Glauben, versprach er doch, dass alles, was wir hier erlebten, einen höheren Sinn hatte und kein Leid umsonst war. Da mir das Diesseits zu entgleiten drohte, richtete ich meine Gedanken auf das Jenseits. Meine tiefe Verzweiflung erschloss mir eine spirituelle Daseinsebene, die ich bislang nicht gekannt hatte.

Sooft es mir mein Gesundheitszustand während meiner langen Krankenhausaufenthalte erlaubte, suchte ich die Krankenhauskapelle auf. Ich zündete dort Kerzen an und betete zumeist vor einer Statue der Muttergottes. Ihr fühlte ich mich am nächsten. Sie würde mich womöglich in meiner Not verstehen. Hatte sie nicht auch ein Leben lang gelitten? Und hatte sie sich jemals beklagt? Sie war ja geradezu der Inbegriff von Demut – als solche hatte sie auch Dante, der große Dichter des Mittelalters, in seiner *Commedia* dargestellt –, einem zugegebenermaßen altmodischen Wort, das ich mir als Hinnahmefähigkeit auslegte. Ich wollte hinnehmen, was mir bestimmt war, und ich bat sie um ihren Beistand, um ihren Segen. Wenn ich betete oder meditierte, gelang es mir, die Getriebenheit, die seit der Diagnose von mir Besitz ergriffen hatte, abzulegen. Die Frage nach dem Warum wurde für einen Moment weniger laut in mir. Allein in solchen Momenten gelang es mir, zu jener Ruhe zu kommen, die ich ansonsten so schmerzlich vermisste. In diesen Minuten fand ich so etwas wie Zuversicht, die mir dabei half, die endlosen Tage im Krankenzimmer, mein Leid und auch das der anderen Patienten leichter zu ertragen. Ich bedauerte die Menschen um mich herum, die sich in einer ähnlichen Extremsituation wie ich befanden, aber keinen Trost im Glauben finden konnten. Ich akzeptierte das, beneidete sie jedoch nicht. Sie mussten sehr einsam sein.

Ich muss zugeben, dass ich diese Form von Spiritualität heute, da ich dem Leben, dem Diesseits, wiederum mehr zugewandt bin, bis zu einem gewissen Grad wieder verloren habe. Damals hat sie mich durch das Schlimmste hindurchgetragen.

In diesen ersten Tagen nach meinem ersten Aufenthalt auf der onkologischen Station des Krankenhauses versuchte ich auch, mich darauf einzustellen, dass mir nun bald die Haare ausgehen würden. Darauf hatte man mich ja vorbereitet. Die Zytostatika, so hatte man mir erklärt, würden die Tumorzellen zerstören, jedoch nicht nur diese. Ihnen würden auch gesunde Körperzellen, vor allem solche, die schnell wuchsen oder sich schnell teilten wie diejenigen, die etwa für das Wachstum von Haaren verantwortlich waren – Kopfhaare wachsen rund einen drittel Millimeter pro Tag –, zum Opfer fallen. Das würde nicht nur die Kopfhaare betreffen, sondern sämtliche Körperhaare, also etwa auch die Wimpern und die Augenbrauen. Dass man sich dabei das oft lästige Auszupfen an den Stellen, an denen man sie nicht haben will, ersparte, war nur ein geringer Trost. Der Verlust der Haare stellte in gewissem Sinn auch ein soziales Problem für mich dar. Würde ich genug Selbstbewusstsein aufbringen, mich ohne meine Haare in der Öffentlichkeit zu präsentieren und ferner zu behaupten? Ich habe später einige Frauen kennengelernt, die sich liebend gerne für eine weniger wirksame Therapie entschieden hätten, nur um dem Haarverlust, der *Alopezie*, wie das im Fachterminus hieß, zu entgehen.

Alles in allem war es anfangs auch eine Tragödie für mich, die ich doch auf mein Aussehen immer großen Wert gelegt hatte. Meine schönen, langen blonden Haare! Wie würde ich aussehen ohne sie? Ich wollte mich in Erinnerung behalten mit ihnen, so, wie ich gewesen war in glücklicheren Tagen. Das brachte mich auf die Idee, mir einen Termin für ein Fotoshooting auszumachen. Wenigstens auf Bildern würde so festgehalten werden, wie ich ausgesehen hatte, als die Welt noch in Ordnung und ich voller Neugier auf die Zukunft gewesen war. Die konnte ich im Notfall ja dann vielleicht auch herzeigen. Wenn ich die Fotos, die dabei entstanden sind – durchwegs sehr schöne Fotos übrigens –, heute betrachte, erfüllt mich das mit Wehmut. Sie sind ein Dokument einer für mich sehr schmerzlichen Zeit.

An der Kleidung, auf den Kissen, dem Sofa, überall waren sie bald zu finden, meine Haare. Um mir ihr Ausfallen zu erleichtern, entwickelte ich eine Art Ritual, das mir dabei helfen sollte. Jeden Tag, wenn ich aufwachte und wieder ein Haarbüschel auf meinem Kopfpolster vorfand, ging ich ins Bad, stellte mich auf ein Bein, schloss die Augen und verbrachte rund zehn Minuten damit, mich für all das Gute, das mir in meinem Leben widerfahren war, zu bedanken. Nach dem Duschen folgte etwa eine halbe Stunde, in der ich betete und meditierte. Ich setzte mich dabei hin oder stand auf einem Bein und versuchte, ganz ruhig zu werden. Ich beobachtete meine Atmung und ließ meine Gedanken sanft durch mich hindurchströmen. Auf Eins atmete ich ein, auf Zwei wieder aus. Wenn ich mich dabei ertappte, dass meine Gedanken ausschweiften, begann ich wieder bei Eins und versuchte, mich erneut zu konzentrieren. Gelegentlich ertappte ich mich dabei, dass ich bis fünfzehn weitergezählt hatte, dann begann ich einfach wieder bei Eins und atmete erneut ruhig ein und auf Zwei aus.

Schwer vorstellbar für jemanden, der über diese Erfahrung nicht verfügt, ist es, wie schmerzhaft es sich anfühlt, die Haare zu verlieren. Zuerst waren es nur wenige, die ich verlor, diese verfingen sich jedoch in meinen anderen Haaren und stachen mir in die Kopfhaut. Das fühlte sich wie Tausende kleine Nadelstiche an und tat außerordentlich weh. Als ich es schließlich nicht mehr ertragen konnte, ging ich mit meiner Schwester und meiner besten Freundin zu einem Friseur und ließ mir eine Glatze rasieren.

Was ich nun dringend brauchte, war eine passende Perücke. Die Qualität einer Perücke wird unter anderem daran gemessen, dass man sie nicht als solche erkennt. Es kam für mich also nur ein Spezialist infrage. Ich entschied mich für ein modernes Perückenstudio in Niederösterreich. Leider hatte ich zu dem Zeitpunkt, als ich es aufsuchte, keine eigenen Haare mehr. Mithilfe des Eigenhaars kann der Perückenmacher die Farbe und die natürliche Textur angleichen, um einen möglichst natürlichen Effekt zu erzielen. Ich suchte mir eine Echthaarperücke aus. Mit dem mir eigenen Feingefühl und meinem für ästhetische Belange geschulten Auge fand ich die passende in dem Studio, das auch die Möglichkeit einer 3-D-Ansicht bot.

Was die Wimpern anging, die ich ja nun auch nicht mehr hatte, entschied ich mich dazu, sie aufzukleben. Die Augenbrauen zeichnete ich mir mit einem Stift anhand der noch sichtbaren Konturen nach. Ich hatte mich anfänglich von einer Kosmetikerin eingehend beraten lassen, nach und nach bekam ich dann jedoch selbst große Übung darin.

Es mag oberflächlich klingen, dass ich mich im Angesicht des Todes mit so banal wirkenden Dingen beschäftigte. Es war jedoch tatsächlich so, dass das mein Wohlbefinden während der Therapie entschieden verbesserte. Ich legte großen Wert auf ein perfektes Make-up, und das tat mir gut. Auf gewisse Weise stellte das für mich einen Anknüpfungspunkt an früher dar, an glücklichere Zeiten. So würde ich nicht alles verlieren, was mich einmal ausgemacht hatte.

— Heiler, Ärzte und andere Scharlatane —

Wenn man mit einer so verheerenden Diagnose konfrontiert wird, löst das nicht nur bei einem selbst, sondern auch bei seinen Lieben unsägliches Entsetzen aus. Als der unmittelbar von der Krankheit Betroffene ist man so den unterschiedlichsten Reaktionen ausgesetzt, die nicht immer hilfreich sind, selbst dann nicht, wenn sie gut gemeint sind. Sie changieren zwischen Betroffenheit, Mitleid, Nicht-Akzeptanz und dem Appell, den Kampf aufzunehmen. Sie alle sind verschiedene Spielarten ein und desselben Versuchs, mit der Angst vor dem drohenden Tod eines geliebten Menschen fertigzuwerden.

Sätze wie »Du musst jetzt kämpfen, Kathrin!« oder Aufforderungen, nur ja nicht den Mut zu verlieren und doch meine Abwehrkräfte zu mobilisieren, um die Schlacht zu gewinnen, hörte ich damals immer wieder. Sie waren mit Sicherheit gut gemeint, aber wo sollte man mit dem Kampf beginnen und wie seine Abwehrkräfte mobilisieren? Wenn das so einfach wäre, wäre auch eine simple Grippe nicht therapiewürdig. Hinzu kommt, dass man, ist man einmal an einer so schwerwiegenden Krankheit wie Krebs erkrankt, weder physisch noch psychisch wirklich in der Lage ist zu kämpfen. Insofern empfand ich derartige Durchhalteparolen eher als eine zusätzliche Belastung. In ihnen schwang in gewissem Sinne auch mit, dass ich zumindest eine Mitschuld daran tragen würde, würde ich den Krebs nicht besiegen. In diesem Fall hätte ich nämlich schlichtweg zu wenig gekämpft. Zumindest verstand ich das damals so.

Das gehörte für mich in dieselbe Kategorie wie die Irrmeinung, dass Krebs das Symptom einer neurotischen Persönlichkeitsstruktur oder auf eine Überlastungssituation zurückzuführen sei, man demnach die Ursachen für die Erkrankung bei sich selbst suchen und schlicht ausmerzen müsse, dann würde schon wieder alles gut werden. Ich empfand das als puren Zynismus. Ich war vor meiner Erkrankung eine erfolgreiche und rundum glückliche junge Frau gewesen, ich hatte das Leben in vollen Zügen genossen, von Neurosen oder Überlastung war da keine Spur gewesen, und dennoch hatte sich der Krebs in mir festgesetzt und drohte nun mich umzubringen.

Auch den Satz »Kopf hoch, du schaffst das schon!« empfand ich weder als hilfreich noch als aufmunternd, vielmehr enthielt er für mich etwas Verletzendes. Er bagatellisierte meinen Kampf auf Leben und Tod. Ich fühlte mich unverstanden in meinem Schmerz, nicht ernst genommen und gänzlich alleingelassen, kam man mir so. Es klang für mich ganz so, als überließ man es mir, mit der Situation fertigzuwerden. Ich hätte mir Zuspruch anderer Art gewünscht, und vor allem die Zusicherung, dass man für mich da sei, auch dann, wenn meine Laune gerade wieder einmal im Keller war, und das kam häufig vor damals.

Manche Leute mieden mich auch ganz bewusst, ganz so, als ob Krebs ansteckend sei. Sie behandelten mich wie eine Stigmatisierte, eine Aussätzige, eine vom Tod bereits Gezeichnete, und damit wollten sie sich nicht konfrontieren. Immerhin waren sie ja noch auf der Sonnenseite des Lebens, auf die ich durch mein bloßes Sein zumindest einen Schatten geworfen hätte.

Am schwierigsten für mich war jedoch die Nicht-Akzeptanz der Gegebenheit, dass ich schwer erkrankt war. Mein Vater etwa weigerte sich strikt, das Ergebnis der Untersuchung anzuerkennen. »Ich weiß, dass du keinen Krebs hast. Du bist mein Kind. Das kann einfach nicht sein!«, hörte ich wiederholt aus seinem Munde. Es war nun nicht so, dass mir das Mut gemacht und auch ich an der Richtigkeit der Diagnose zu zweifeln begonnen hätte, vielmehr machte es mich zornig. Wenn er die Wahrheit nicht sehen wollte, hieß das noch lange nicht, dass sie nicht existierte und ich nicht daran zugrunde gehen würde.

Ohne mein Wissen machte meine Schwester wohl auf Anraten meines Vaters, der eine zweite (positivere) Meinung einholen wollte, einen Termin bei einem Heiler für mich aus, und zwar knapp nach dem ersten Zyklus Chemotherapie. Georg, so heißt der Mann, ist ein entfernter Verwandter meiner Mutter und landläufig bekannt als der »Mann mit dem Röntgenblick«. Er kann, so wird es kolportiert, durch seine Patienten regelrecht hindurchsehen und auf diese Weise Krankheitsherde wie Problemzonen ausfindig machen. Georg nimmt die energetischen Strömungen innerhalb des Körpers visuell wahr, und wenn er herausfindet, dass Letztere aus irgendeinem Grund gestört sind, kann er die Störung durch Handauflegen wieder aufheben und so die Gesundheit wiederherstellen. Diese außergewöhnliche Gabe besitzt er seit seiner Kindheit, was ihm im Endeffekt ein Leben am Rande der Gesellschaft, in die er nie ganz hineingepasst hat, jedoch auch Anerkennung in Insiderkreisen beschert hat.

Wenn man wie ich an einer womöglich tödlichen Krankheit leidet, lässt man im Normalfall nichts unversucht, um wieder gesund zu werden. Man konsultiert neben den Schulmedizinern Ärzte oder Heilpraktiker, die komplementäre oder gar alternative Therapiemöglichkeiten anbieten, ferner Energetiker, Astrologen und Wunderheiler aller Art, in der Hoffnung, nur ja nichts zu übersehen. Das Spektrum ist ja durchaus bunt und vielschichtig, was das angeht. Wer selbst in einer solchen Situation war, weiß wohl auch, dass so gut wie jeder, den man davon in Kenntnis setzt, so etwas wie einen Heiler seines Vertrauens hat, der als einzig richtiger infrage kommt.

Ich war diesen Dingen immer etwas skeptisch gegenüber, die Schulmedizin schien mir im Grunde der einzige Weg zu sein, der Heilung versprach. Von Wunderheilern, die Profit aus dem Leid ihrer Klienten schlugen, hielt ich eigentlich gar nichts, und Kurpfuscherei war ja schließlich ein Delikt, das zurecht geahndet wurde. Dennoch sagte ich nach langem Hin und Her zu, den Termin, den meine Schwester bei jenem Georg für mich vereinbart hatte, wahrzunehmen. Dass er mich, wie von ihm behauptet wurde, durchleuchten oder gar heilen konnte, glaubte ich schlichtweg nicht, jedoch wollte ich meinem Vater den Gefallen tun. Vielleicht half es ihm ja.

Das Haus, in dem Georg wohnt, liegt in den Bergen an einem Waldrand. Sehr idyllisch. Die Zufahrt ist allerdings beschwerlich, weil der Weg steil und voller Schotter ist. Vor dem Haus ist ein Swimmingpool, der nicht gefüllt ist. Das irritiert mich ein wenig. Auf das zweite Mal Klingeln öffnet sich die Tür. Eine adrett gekleidete blonde Dame begrüßt uns freundlich und bittet meine Schwester und mich herein. Sie führt uns in das Wohnzimmer und bittet uns, Platz zu nehmen, bis Georg für uns Zeit hat. Ich sollte nervös sein, immerhin steht mir ja so etwas wie eine zweite Diagnose bevor. Im Unterschied zum ersten Mal bin ich jedoch ganz ruhig. Schlimmer kann es schließlich ohnehin nicht kommen.

Als Georg den Raum betritt, verschlägt es mir den Atem. Ich habe einen Greis erwartet, meine Mutter hat mir doch erzählt, dass er weit in den Siebzigern ist, vor mir steht jedoch ein etwa ein Meter achtzig großer, zwar weißhaariger, aber sehr vitaler Mann, eine Inkarnation des puren Lebens. Georg hat rote Äderchen auf seinen Backen und trägt eine Strickmütze, die ihm viel zu klein ist, und eine Brille mit einer grauen Fassung. Er ist mir auf Anhieb äußerst sympathisch.

Als ich anhebe zu erklären, weshalb ich ihn aufgesucht habe, unterbricht er mich, er will es gar nicht wissen und fordert mich auf, mich hinzulegen. Dann hebt er seine Hände, legt sie jedoch nicht direkt auf meinen Körper, sondern fährt rund einen Zentimeter entfernt über ihn hinweg, und zwar von Kopf bis Fuß. So kann er, wie er mir erklärt, nicht nur Krankheitsherde ausfindig machen, sondern an die kranke Stelle gezielt heilende Energie fließen lassen, um einen Heilungsvorgang hervorzurufen. Nun werde ich doch nervös. Wird er meinen Tumor gleich finden?

Irritiert unterbricht er seine Behandlung und sagt, dass er im Normalfall einen Krankheitsherd leicht orten könne, da dort Disharmonie spürbar sei, bei mir würde er aber nichts finden. Fast ärgerlich – denkt er, ich will ihn auf die Probe stellen? –, ja mit aufbrausender Stimme herrscht er mich an: »Ich finde bei dir rein gar nichts! Wo hast du etwas? Ich habe dich jetzt eingehend untersucht, es schlägt jedoch nirgends an!« Ich erkläre ihm, dass ich an Krebs erkrankt bin und den ersten Zyklus Chemotherapie gerade hinter mir habe. »Ich finde bei dir aber nichts«, sagt er, »bitte lege dich noch einmal hin. Ich werde dich noch einmal untersuchen.« Wiederum streicht er mit seinen Händen über mich. Ein Gefühl der Wärme durchströmt mich. Wiederum bestätigt er, nichts Auffälliges bei mir feststellen zu können. Es sei für ihn gänzlich auszuschließen, dass ich so schwer krank sei. »Es handelt sich um eine glatte Fehldiagnose. Der ärztliche Befund ist falsch!«, lässt er mich wissen. Ich zögere, das Misstrauen ist wohl deutlich in mein Gesicht geschrieben. In jedem Fall nimmt er davon Notiz und lässt mich wissen, dass ihn Menschen aus aller Herren Länder zu Untersuchungen aufsuchen würden, selbst solche, die eingefleischte Wissenschaftler und einer empirischen Weltauffassung ansonsten mehr zugeneigt seien. Ich könne ihm also ruhig vertrauen. Ich sei nicht krank, und Krebs hätte ich schon überhaupt nicht, fügt er noch hinzu. Etwas irritiert verlassen wir das Haus auf dem Berg und seinen seltsamen Bewohner.

Im Grunde hätte mich die Diagnose des Heilers damals beruhigen sollen, in Wahrheit löste sie jedoch so etwas wie einen Gewissenskonflikt in mir aus. Konnte ich ihm vertrauen? Das hätte nicht weniger bedeutet, als mein Leben nach einem Befund, der aufgrund einer für mich im höchsten Maße dubiosen

Methode zustande gekommen war, auszurichten. Was, wenn Georg nichts weiter als einer der vielen Scharlatane war, die ihr Selbstbewusstsein aus dem Leid derer, die sich ihnen anvertrauten, kreierten? Da gab es doch die eindeutigen Ergebnisse der Biopsie, die keinen Zweifel an meiner schweren Erkrankung hatten aufkommen lassen! Selbst einen Namen hatte meine Krankheit. Der Begriff *T-Zell-Lymphom* geisterte seit damals in meinem Kopf herum. Meine Krankheit war also kategorisierbar. Sie war bekannt. Sie war real. Und da gab es ferner das sogenannte Tumorboard, das sich aus angesehenen Professoren ihres Faches zusammensetzte, aus Spezialisten auf ihrem Gebiet, für die außer Frage stand, woran ich litt und wie dagegen anzukämpfen sei. Mit Sicherheit war ich nicht die erste T-Zell-Lymphom-Patientin, die sie im Zuge ihres Praktizierens gesehen hatten. Sie hatten keine Zweifel darüber aufkommen lassen, wie in meinem Fall vorzugehen sei. Sie hatten behauptet, meine einzige, wenn auch geringe Chance läge in der chemotherapeutischen Behandlung. Sollte ich die jetzt einfach abbrechen und so tun, als wäre nie etwas geschehen? Und zu guter Letzt gab es ja den Tumor selbst auch. Ich hatte ihn doch selbst gesehen, und zwar im Zuge der ersten Ultraschalluntersuchung, der ich mich bei dem Radiologen auf Anraten meiner Mutter unterzogen hatte.

Tagelang beschäftigte mich die Diagnose des Heilers. Ich hätte mich über sie freuen können, tat es jedoch nicht. Skeptiker sind wohl immer dort skeptisch, wo es nicht angebracht ist … Ich suche bis heute nach Erklärungen dafür, weshalb ich Georg keinen Glauben schenken konnte. Überwog bei mir das rationale Denken in einem solchen Ausmaß die Intuition? Waren das kausale Denken von Ursache und Wirkung und die Empirie wirklich alles, was für mich zählte? Hatte ich früher nicht selbst immer dafür plädiert, dass es mehr geben müsse als das? Oder war ich zu dem Zeitpunkt durch das inzwischen erfahrene Leid bereits so geschwächt – nämlich physisch wie psychisch –, dass ich mich den Mechanismen, die man mir als empirisch belegt und zielführend vorgaukelte, unterwarf, weil sie mir Sicherheit vorzugeben schienen? Die einzige Sicherheit, die es für mich zu geben schien? Ich wäre mit meiner Entscheidung, die Therapie abzubrechen, völlig allein dagestanden, allein gegen ein System, das vorgab, wenn schon keine Wunderwaffe gegen Krebs, so jedoch die einzig gangbare Methode, ihn zu bekämpfen, zu besitzen. Es gab keine Bruchstellen darin. Alle waren einer Meinung, was mich und meine Erkrankung anging. Hätte zumindest einer dort Zweifel geäußert, hätte ich mich vielleicht anders entschieden, jedoch zu diesem Zeitpunkt war das noch nicht der Fall.

Mein Vater war damals der Einzige – und der war kein Mediziner –, der sich durch die Diagnose des Heilers bestätigt fühlte. Er zweifelte nicht einen Moment an ihrer Richtigkeit, an die der Ärzte hatte er von Anfang an nicht geglaubt. Meine Augen hätten denselben Glanz wie immer, einen wassergrünbläulichen Schimmer. Kein Schleier würde sie überziehen, und auch mein Teint sei normal, hatte er immer wieder gesagt. Selbst meinem Arzt gegenüber hatte er diesbezüglich auf seine Meinung gepocht und einmal ihm gegenüber in einer für ihn untypischen Weise sehr ungehalten reagiert. Für mich waren seine gut gemeinten Sätze wie Stiche in eine offene Wunde. Realitätsverweigerung brachte mich nicht weiter. Ich musste mich den Tatsachen schließlich stellen, also konnte ich das auch von ihm verlangen.

Mein Vater sicherte mir jedoch zu, mich, unabhängig davon, wie meine Entscheidung ausfiel, unterstützen zu wollen. Das rechnete ich ihm hoch an. Als ich hingegen Georg nach einer Bedenkzeit von ein paar Tagen darüber informierte, dass ich die von meinen Ärzten vorgeschlagene Therapie fortsetzen würde, reagierte er äußerst wütend und zugleich enttäuscht. Ich hatte jedoch meinen Entschluss gefasst, und dabei blieb ich auch. Ich würde es eines Tages noch bitter bereuen.

Ich setzte damals mein ganzes Vertrauen in die Schulmedizin und musste, was das anging, bald eine andere schmerzliche Erfahrung machen: Wenn man sich als Nicht-Onkologe mit dem Thema *Krebs* auseinandersetzt, wird man von den Spezialisten auf dem Gebiet – so erlebte ich es zumindest – selten ernst genommen. Wenn man ferner Therapievorschläge hinterfragt, weil man sich eine eigene Meinung bilden möchte, etwa über die Nebenwirkungen der Medikation, oder gar nach Alternativen sucht, wird man belächelt. Über kurz oder lang kam ich dann jedoch zu der Erkenntnis, dass es auch genügend Ärzte gab, die wenig Expertise bei onkologischen Erkrankungen hatten und einen eher hilflosen Eindruck machten. Mir schienen sie schlicht auch überfordert, und zwar in mehrfacher Hinsicht. Die Schwere der Krankheit, die in vielen Fällen zum Tod führt und der sie oft machtlos gegenüberstanden, die Schicksale all derjenigen, die entweder daran erkrankt waren, oder auch die ihrer Angehörigen, die zumindest ebenso verzweifelt waren und Übermenschliches, wenn nicht sogar Wunder von ihnen verlangten, die tägliche Konfrontation mit

Leid, Schmerz und Tod, all das brachte sie sicher an die Grenzen des Erträglichen. Es führte jedoch auch dazu, dass Empathie hier so etwas wie ein Fremdwort war. Sie ging unter in der Routine, die auch so schon fordernd genug war. Zeit für ausführliche Gespräche etwa hatte hier kaum jemand, und gelegentlich kam es zu Situationen, die mehr als grenzwertig waren.

Ich erinnere mich noch gut daran, wie einer meiner Zimmerkolleginnen ohne eine Spur von Feingefühl eröffnet wurde, dass ihr Krebs sich in einem finalen Stadium befände, also unheilbar sei, und sie sich einen Platz in einem Hospiz suchen solle, da die Bettenkapazität hier voll und ganz ausgelastet sei. Sie wurde nüchtern und ohne Umschweife aufgefordert, so schnell als möglich Platz zu machen für jemanden, der womöglich noch eine Chance auf Heilung hätte. Die Patientin war bislang nicht aufgeklärt worden über die Ernsthaftigkeit ihrer Lage, für sie brach eine Welt zusammen, das schien aber niemanden dort sonderlich zu kümmern.

Ich selbst wurde von einem ausgewiesenen Spezialisten auf dem Gebiet behandelt. Er war wohl Anfang fünfzig, hatte grau meliertes Haar und machte einen sehr souveränen Eindruck auf mich. Alles in allem beschloss ich damals, ihm mein Leben anzuvertrauen, und nicht einem Wunderheiler wie Georg, auch wenn mir Letzterer eigentlich sympathischer war und seine Therapie weit weniger invasiv gewesen wäre.

— Zwischen Sein und Nicht-Sein —

Kein Mensch hat die Garantie, von Krebs verschont zu bleiben. Jährlich erkranken etwa 40 000 Menschen in Österreich daran. In manchen Familien gibt es eine genetische Disposition, die das Ausbrechen der Krankheit früher oder später wahrscheinlicher macht als bei anderen. In meiner Familie war es lediglich meine Großmutter, die mit siebzig Jahren an einem Mammakarzinom gestorben war. Ich stamme demnach aus einer sehr gesunden Familie, die meisten ihrer Mitglieder werden sehr alt. Ich hatte es deshalb für mich selbst stets ausgeschlossen, je an Krebs erkranken zu können, schon gar nicht im Alter von 27 Jahren. Hochmut kommt vor dem Fall, wie man so schön sagt. Ich bin eines Besseren belehrt worden. Zumindest glaubte ich das damals.

Oft träumte ich, dass ich vollkommen gesund sei. Auch Tagträumen gab ich mich immer wieder hin. Ich stellte mir vor, dass die Ärzte der onkologischen Station vor meiner Zimmertür standen, etwas miteinander tuschelten und dann in mein Zimmer kamen, um mir mitzuteilen, dass es sich um einen schrecklichen Irrtum handeln würde, ich gar keinen Krebs, sondern etwas gänzlich Harmloses hätte und sie daher die Chemotherapie sofort abbrechen würden. »Packen Sie Ihre Sachen und gehen Sie nach Hause!«, sagten sie in meinen Träumen zu mir. Die Realität sah jedoch anders aus.

Nach dem dritten Zyklus Chemotherapie bin ich ans Bett gefesselt. Ich kann kaum mehr aufstehen. Auch befinde ich mich nicht mehr auf der Onkologie. Die Station, auf der ich jetzt liege, trägt den kryptischen Namen *Aplasie*. Was genau er bedeutet, ist mir vorerst unklar. Jetzt weiß ich, dass Patienten, die aufgrund einer Behandlung mit Zytostatika kaum mehr eigene Blutzellen haben, als *aplastisch* bezeichnet werden. Da die weißen Blutkörperchen, die Leukozyten, die für die Abwehr von Krankheit zuständig sind, nach einer solchen Therapie auch nicht mehr vorhanden sind, verfügen die Patienten über kein eigenes Immunsystem mehr. Das bedeutet, dass jede harmlose Infektion – etwa mit einem Schnupfen – für sie katastrophal, wenn nicht sogar tödlich verlaufen kann. Um dem vorzubeugen, ist hier alles steril.

Ich bin von der Außenwelt total abgeschnitten, nicht einmal die Fenster lassen sich öffnen. Selbst ihre Griffe sind abmontiert. Spitze Gegenstände wie Messer oder Nagelscheren gibt es hier nicht. Ich könnte mich damit verletzten und an den Folgen einer auch noch so kleinen Verletzung sterben. Ich bekomme keimfreie Kost vorgesetzt, nichts, das nicht zumindest einmal mit kochendem Wasser übergossen worden wäre. Selbst Salat unterzieht man dieser Prozedur. Die Ärzte und Krankenschwestern, die mich betreuen, tragen sterile Überschuhe, einen Mundschutz und Gummihandschuhe, und wenn mich jemand von draußen besuchen kommen möchte, muss er sich einer langwierigen Prozedur unterziehen. Er muss eine Schleuse passieren, in der er mit einem Desinfektionsmittel gereinigt wird und in der er dann auch eine Überkleidung, einen Mundschutz, Schuhe und Handschuhe bekommt. Erst dann, wenn er fast bis zur Unkenntlichkeit verkleidet ist, darf er weiter zu mir. Blumen sind strikt verboten, und etwaige Geschenke müssen desinfiziert und in Folie verpackt werden.

Nie zuvor in meinem Leben bin ich so isoliert gewesen. Noch nie habe ich mich so nach einer menschlichen Berührung gesehnt oder nur danach, ein Gesicht zu sehen, ein Gesicht ohne den Mundschutz, der es mir schwer macht, Gefühlsregungen aus der Miene meiner Besucher abzulesen. Ich werde hier mehrere Wochen verbringen. Die Welt um mich herum besteht nur noch aus meinem Krankenzimmer, alles andere ist in weite Ferne gerückt. Gibt es das Draußen überhaupt noch? Nicht für mich. Das Leben ist anderswo. Es findet ohne mich statt.

Mir gegenüber sitzt meine Mutter. Sie hat heute Geburtstag. Wie gerne würde ich sie umarmen, ihr gratulieren und von Herzen alles Gute wünschen. Sie hat stark abgenommen in den letzten Wochen. Meine Krankheit setzt ihr sichtlich zu. Könnte ich sie doch trösten! Bewegungslos liege ich in meinem Krankenbett und atme flach. Ich fühle mich völlig erschöpft und sehne mich nach etwas frischer Luft. Größere Wünsche habe ich gar nicht mehr. Ich bin bescheiden geworden in den letzten Wochen und Monaten.

Mein Zustand ist, wie die Ärzte sagen, bedenklich. Das heißt nichts Gutes. Seit der letzten Chemotherapie leide ich an einer fiebrigen *Neutropenie*. Sie hat mein Knochenmark in einem solchen Grad geschädigt, dass es kein Blut mehr bilden kann. Meine Mundschleimhaut ist entzündet, bis auf Wasser oder Tees kann ich nichts mehr zu mir nehmen. Das Fieber sinkt kaum mehr unter 39 Grad. Bei rund zehn Prozent verläuft eine *Neutropenie* tödlich, hat man mir gesagt.

Inzwischen vegetiere ich mehr dahin, als dass ich lebe. Rund um mein Bett stehen Blutkonserven. Ich muss vier Tage lang Antibiotika nehmen. Mein behandelnder Arzt lässt mich – nicht ganz ohne Vorwurf – wissen, dass der nächste Chemotherapiezyklus, sollte sich mein Zustand nicht bessern, gezwungenermaßen verschoben werden müsse, beziehungsweise würde man die Dosis der Medikation verringern, was den Erfolg der Therapie natürlich schmälern würde. Zudem, gibt er mir zu bedenken, wolle man mir nächste Woche Stammzellen entnehmen, und dafür müsse ich fit sein. Ich fühle mich wie ein Versager.

Die Stammzellen sollen dabei direkt aus meinem Knochenmark filtriert und angereichert werden. Damit die Stammzellen aus meinem Knochenmark in mein Blut transferiert werden können, bedarf es der Stimulation durch ein Hormon, das auf das Wachstum und die Differenzierung der Stammzellen förderlich wirkt. Ist der Körper geschwächt oder krank, ist die Stimulation trotz der Zugabe des Hormons nicht möglich. Dann kann es passieren, dass man tagelang an der dafür vorgesehenen Maschine hängen bleibt. Ich fürchte mich sehr vor diesem Eingriff.

Allein die Tatsache, dass ich dazu wieder eine Narkose benötigen werde, versetzt mich in Angst und Schrecken. Eine Narkose kommt für mich einem vorweggenommenen Tod gleich. Sie löscht mein Bewusstsein aus, bedeutet einen vollständigen Kontrollverlust. Wie sehr ich doch an dem, was von meinem Leben übrig ist, noch hänge! Die Angst, dass der Eingriff ergebnislos sein könnte, quält mich dazu noch. Was dann?

Als es dann so weit ist und ich mich leidlich von der *Neutropenie* erholt habe, wird mir ein Dialysekatheter zwischen

Rippen- und Lungenfell eingesetzt. Unweigerlich versetze ich mich in die US-Erfolgsserie *Walking Dead* (2010), in der Zombies die Akteure sind. Verstorbene kommen hier als Untote zurück. Sie irren mit ausgestreckten Armen und halb verwesten Gesichtern herum. Sie vegetieren dahin. Ich fühle mich nach dem Einsetzen des Katheters wie sie. Ein dicker Schlauch hängt aus meinem Hals. Wo führt er hin? Ich erfahre, dass der Schlauch ein zentraler Venenkatheter ist. Er endet in der oberen – oder war es die untere? – Hohlvene vor dem rechten Vorhof des Herzens. Ich werde panisch, als man mir sagt, dass die Entnahme der Stammzellen erst morgen stattfinden wird. Wie soll ich in horizontaler Position mit einem Schlauch, der aus mir heraushängt, schlafen? Darf ich mich bewegen? Kann ich mich überhaupt bewegen?

Die Krankenschwester gibt mir eine Art Plastikspielzeug, mit dem die Lunge trainiert werden soll. Die Atmung soll dadurch tief und langsam werden, so würde ich zu etwas Schlaf kommen, sagt sie zu mir. Ich versuche, mit aufrechtem Oberkörper zu schlafen. Irgendwie gelingt mir das, zumindest für kurze Phasen – trotz des Katheters.

Als ich am nächsten Morgen aufwachte, saß Martina neben mir. Sie war gekommen, um mich auf meinem Weg zur Stammzellenentnahme mental zu unterstützen. Martina hatte mir zur Aufmunterung Hochglanzmagazine über die Toskana, den Ort meiner Sehnsucht, mitgebracht. Nach Beendigung des letzten Zyklus der Chemotherapie, nahmen wir uns vor, würden wir gemeinsam dorthin fahren. Allein der Gedanke daran tat mir gut. Er eröffnete mir so etwas wie eine Perspektive auf ein Danach. Irgendwann würde das Leid ein Ende haben!

Mein behandelnder Arzt betrat das Zimmer und ließ mich wissen, dass der beste Ort für die Entnahme der Stammzellen aus dem Knochenmark der Beckenkamm sei, weil dort die Haut so dünn sei. Er meinte, dass es eventuell einen ganzen Tag lang benötigen würde, um etwa 30 bis 1500 Milliliter Knochenmark zu entnehmen. Die Dauer der Entnahme richte sich nach meinem Körpergewicht und dem Gesundheitszustand. Da ich lediglich 52 Kilogramm wog (bei einer Körpergröße von 1,72 Metern), würde ich wohl nicht allzu viel abgeben können, wobei gerade die Menge ein entscheidender Faktor sei. Vor allem die Anzahl der Stammzellen im entnommenen Knochenmark würde den Ausschlag über Erfolg oder Misserfolg geben. Im besten Fall würde ich mein eigenes Blut, nachdem es angereichert worden war, wieder zurückbekommen.

Sehr optimistisch klang das alles nicht für meine Ohren. Selbst mein Arzt schien nicht wirklich an einen Erfolg zu glauben. Als dann die Therapie nicht, wie vorhergesagt, nach einem Tag, sondern bereits nach zwei Stunden abgebrochen wurde, war mir klar, dass alles umsonst gewesen war. Ich traute meinen Ohren nicht, als man mir versicherte, dass das Gegenteil der Fall war. Man könne sich zwar nicht erklären weshalb, jedoch sei die benötigte Menge bereits zustande gekommen, und zwar in einem Tempo, in dem ansonsten nur gesunde Menschen (!) spenden würden. Zudem sei die Qualität so hervorragend, dass man auch dafür keine Erklärung hätte. Man könne nur Vermutungen anstellen … Ich würde, mit einem Wort, völlig gesundes Knochenmark produzieren, nichts, aber schon gar nichts Krankhaftes sei daran. Man bat mich sogar, einen Teil davon als Spende an andere abzugeben. Natürlich willigte ich ein. Innerhalb der nächsten beiden Wochen, also in der für gesunde Spender vorgesehenen Zeit, bildete sich das, was man mir abgenommen hatte, wieder nach.

Noch heute wundert es mich, dass damals niemand Verdacht schöpfte. Wie konnte es sein, dass ein vom Tod gezeichneter Mensch mit einer so verheerenden Prognose wie ich in seinem innersten Kern völlig gesund war? Selbst von der chemotherapeutischen Behandlung, der ich mich unterzogen hatte, waren meine Stammzellen unbeeinträchtigt geblieben. Es erfüllte mich damals mit großem Stolz, dass mein Körper in der Lage war, trotz der diagnostizierten Krankheit und trotz der Zytostatika geradezu vorbildliche Stammzellen zu produzieren. Der Stolz und die damit verbundene Zuversicht überwogen über den Zweifel, der mehr als angebracht gewesen wäre, bei Weitem. Zum zweiten Mal hatte ich nun einen Hinweis darauf bekommen, dass die ursprüngliche Diagnose eines T-Zell-Lymphoms zu hinterfragen war, einmal von einem Heiler, dem ich keinen Glauben geschenkt hatte, nun waren es wissenschaftlich erhobene Befunde, die einen eindeutigen Hinweis darauf gaben. Ich hielt fest an ihr. Hatte ich eine andere Wahl? Schließlich taten es meine behandelnden Ärzte ja auch.

Heute ist Weihnachten. Es gibt wenige Feste im Jahreskreis, die bei uns so einen hohen Stellenwert haben. Weihnachten ist das Fest der Familie. Diesen Tag verbringen meine Eltern, meine Schwester und ich immer gemeinsam. Ich kann mich noch gut daran erinnern, dass mich mein Vater einmal aus Wien abgeholt hat, nur damit ich zu Hause bei ihnen sein konnte. Ich war damals neunzehn Jahre alt gewesen, Stewardess bei Austrian Airlines und hatte in Wien gewohnt. Mein Flug hatte Verspätung, und ich sah mich nach einem anstrengenden Zwölfstundentag nicht mehr dazu in der Lage, nach Hause zu fahren. Ich war einfach zu erschöpft. Da setzte sich mein Vater kurzerhand ins Auto und fuhr an die dreihundert Kilometer bis nach Wien, nur um mich abzuholen. Zehn Uhr abends Heiligabend waren wir dann alle glücklich beisammen. Meine Mutter und meine Schwester hatten mit dem Weihnachtsschmaus auf uns gewartet.

Heute bin ich cholerischer und mimosenhafter als sonst. Mein sehnlichster Weihnachtswunsch: Ich möchte gesund sein und diesem dunklen Kapitel ein für alle Mal ein Ende setzen. Ich habe meine Prioritäten an diesem Weihnachten neu gesetzt. Ich versuche heuer – im Angesicht des Todes –, der Hektik des Festes zu entgehen und nur mit denjenigen zu kommunizieren, die ich wirklich liebe. Ich nehme die einfachen, elementaren Dinge des Weihnachtsfests bewusster wahr als früher, deshalb habe ich heuer auch zum ersten Mal unseren Adventkranz selbst gebunden. Bastelutensilien habe ich im Nachbarort besorgt. Auf meine inzwischen täglichen Waldspaziergänge habe ich stets eine Gartenschere mitgenommen und ein Körbchen mit Schätzen aus der Natur gefüllt, mit schönen Ästen und Tannenzapfen, die einen fulminanten Geruch versprühen. Auch den Christbaum habe ich heuer selbst aufgeputzt.

Auf dem Tisch steht dampfend der traditionelle Gänsebraten, mein liebstes Weihnachtsgericht. Die Gans ist mit Kastanien, Zwiebeln und Dörrpflaumen gefüllt, die Tafel ist festlich geschmückt, von mir geschmückt ... Immer wieder hat mich eine tief greifende Traurigkeit überkommen, wenn ich realisiert habe, dass fast jedes Ding, das ich beim Schmücken in die Hand genommen habe und das in irgendeiner Weise mit dem einen oder anderen Familienmitglied oder auch mit mir selbst verbunden ist, längeren Bestand haben wird als ich selbst, mich überdauern wird. Ich feiere, als wäre es das letzte Mal. Es ist das letzte Mal. Nächstes Jahr zu Weihnachten werde ich tot sein.

— Lieber reich und gesund, als arm und krank —

Lässt sich der Tod berechnen? Während meiner langen und wiederholten Aufenthalte im Krankenhaus verbrachte ich die Zeit immer wieder damit, mir unter Berücksichtigung sämtlicher Prämissen – erdachter und realer – auszurechnen, wie lange ich noch leben würde. Dem Leben selbst, ja nicht einmal der wahrscheinlichen Lebensdauer kann man sich jedoch auf mathematische Weise nähern. Dazu braucht es mehr als Fakten und Zahlen. Meine Rechenspiele waren nicht mehr oder weniger als der Ausdruck meiner Hilflosigkeit. Den Zeitpunkt meines wahrscheinlichen Todes konnten sie jedoch weder hinauszögern oder gar aufheben, noch waren sie sonst irgendwie aussagekräftig, da sich weder das Leben noch der Tod in Gleichungen welchen Grades auch immer transformieren lassen.

Etwas ließ sich jedoch ohne Weiteres und ohne Wenn und Aber berechnen: Wenn sich mein Zustand nicht bald besserte, würde ich in Bälde in eine existenzielle Krise katastrophalen Ausmaßes schlittern. Sprach man vom »Gesundheitssystem«, da es hauptsächlich Gesunde im Fokus hatte? Die Reichen und die Schönen? Für Kranke hatte es offenbar weniger über. In Österreich hat man Anspruch auf eine sogenannte Entgeltfortzahlung, die der Dienstgeber zu leisten hat und die in den ersten sechs Wochen der Höhe des Lohnes inklusive Zulagen und Überstunden entspricht. Nach diesen sechs Wochen reduziert sich das Entgelt jedoch auf fünfzig Prozent, also auf die Hälfte des ursprünglichen Einkommens. Nach dieser Dauer springt die Krankenkasse ein und bezahlt für höchstens ein Jahr aliquotes Krankengeld aus. Die Höhe desselben ist abhängig von der Höhe des letzten Monatseinkommens vor der Erkrankung. Nach diesem Jahr muss man um eine Invaliditäts- oder Berufsunfähigkeitspension ansuchen, die in Österreich in etwa der Mindestsicherung entspricht.[3] Es verwundert also nicht, dass durch Krankheit verschuldete Armut auch in Österreich ein großes Thema ist. Erkrankt man ernsthaft, wird das zu einer Frage der Existenz ungeahnten Ausmaßes. Die österreichische Krebshilfe hat aus diesem Grund auch einen Soforthilfe-Fonds geschaffen, der auf Spendenbasis finanzielle Unterstützung für Betroffene anbietet.[4]

Bis zu dem Zeitpunkt meiner Erkrankung hatte ich eine für mein Alter glänzende Karriere gemacht. Ich hatte seinerzeit als Stewardess bei einer österreichischen Fluglinie begonnen, hatte dann den Schritt in die Privatwirtschaft gewagt und als Purserin, also als Chefstewardess, bei Vista Jet nicht nur die Welt kennengelernt, sondern auch gut verdient für meine Verhältnisse. Während andere 27-Jährige gerade ihr Studium abgeschlossen hatten und sich dann nach einem Job mit einem halbwegs anständigen Anfangsgehalt umsahen, hatte ich monatlich nach Abzug der Steuern 3.500 Euro inklusive Spesen zur Verfügung gehabt. Das hatte mir einen mehr als unbeschwerten Lebensunterhalt garantiert. Bald schon war ich aus unserem Elternhaus aus- und in eine eigene Wohnung eingezogen, in eine Dachgeschoßwohnung mit zwei Zimmern und einer kleinen Dachterrasse aus Teakholz mit Blick auf die Berge rundherum. Das Haus, in dem sich die Wohnung befand, war sehr ruhig gelegen, in dem ganzen Haus gab es nur sechs Parteien, von denen vier nur während der Ferien da waren. Ich hatte viel Zeit und Liebe darauf verwendet, meine Wohnung hübsch einzurichten und mir so nach und nach ein Zuhause geschaffen, in dem ich mich wirklich wohlfühlte und in das ich nach meinen mitunter langen Auslandsaufenthalten immer wieder gerne zurückkehrte.

Sorgen finanzieller Natur hatte ich also bislang nicht gekannt. Jetzt, da ich kaum noch ein Drittel von dem, womit ich vorher rechnen hatte können, bezog, sah das anders aus. Im Grunde konnte ich nicht einmal mehr für meine monatlichen Fixkosten aufkommen. Ich, die ich lange schon gewohnt gewesen war, unabhängig von meinen Eltern zu sein, war nun total auf ihre Unterstützung angewiesen. Ohne sie hätte ich wohl auch mit ziemlicher Sicherheit meine Wohnung verloren. Ich empfand das damals als äußerst demütigend, und was noch schlimmer war: Es bedrohte meine Existenz. Wie entsetzlich musste es sein, traf eine solche Krankheit einen Alleinverdiener, der Kinder hatte und auch für diese sorgen musste.

Dazu kam, dass ich damals, als ich von der Krankheit so stark beeinträchtigt war, eher mehr als weniger Geld benötigt hätte. Schließlich konnte ich ja viele Aufgaben, die das alltägliche Leben so mit sich brachte und die ich früher ohne Weiteres bewältigt hatte, nur noch eingeschränkt oder gar nicht mehr erledigen. Das Führen meines Haushalts etwa. Ich fühlte mich über weite Strecken viel zu kraftlos, als dass ich das hätte bewältigen können. Zu putzen etwa oder gar staubzusaugen – all das war gänzlich undenkbar, ein Ding der Unmöglichkeit. Dazu fehlte mir schlicht die Kraft. Hätte meine Mutter das nicht für mich übernommen, wäre ich auf Hilfe von außen angewiesen gewesen, und das hätte Geld gekostet.

Dann kamen auch noch die Kosten für alternative Therapien hinzu, die die Krankenkasse nur spärlich, wenn überhaupt refundierte. Bei Zusatzleistungen stellte sie sich zumeist quer. Angeblich ist das in Deutschland anders. Da übernimmt die Krankenkasse Kosten etwa für Akupunktur und Homöopathie. In Österreich ist das jedoch nicht so. Ich benötigte jedoch solche Therapien immer wieder, und zwar nicht, weil ich mir von ihnen Heilung versprach, sondern weil sie die beeinträchtigenden und zugleich oft sehr schmerzhaften Auswirkungen der Chemotherapie auf ein erträgliches Maß reduzierten. Akupunktur etwa oder andere Methoden der traditionellen chinesischen Medizin (TCM) taten mir unglaublich gut. Für eine einmalige Behandlung war jedoch mit Kosten von rund 150 Euro zu rechnen, und die musste ich aus eigener Tasche bezahlen. Und mit einer einmaligen Behandlung war es oft nicht getan.

Jene sogenannten *Out-of-pocket Payments* im Gesundheitsbereich steigen auch in Österreich rapide an. Darunter fallen Selbstbehalte, Rezeptgebühren, Kostenbeiträge für stationäre Krankenhausaufenthalte und Ausgaben für Selbstmedikation. Alleine meine Perücke hatte 1.500 Euro gekostet. All das ist vom Patienten selbst aufzubringen und stellt während einer Zeitspanne, in der man ohnehin auf ein Drittel seines gewohnten Einkommens zurückgeworfen ist, eine enorme Belastung dar. Ohne die Hilfe meiner Familie hätte ich mich kaum über Wasser halten können. Insgesamt waren wir alle, meine Eltern, meine Schwester und ich, mit unzähligen Herausforderungen konfrontiert, die es zu meistern galt und die zu der an sich schon enormen seelischen Belastung hinzukamen. Ich hätte nicht für möglich gehalten, was man alles aushalten konnte.

— Gesundheit ist nicht alles, aber ohne Gesundheit ist alles nichts —

Am 18. März 2013 bekam ich meine letzte Chemotherapie. Kurz vor neun Uhr betrat ich mein Zimmer, das ich für gewöhnlich allein bewohnte. Kurz nachdem die Krankenschwester den letzten Beutel angeschlossen hatte, schlief ich ein. Ich erwachte von einem Klopfen an meiner Türe. Ich erwartete die Krankenschwester, herein kam jedoch eine Frau, kaum älter als 35 Jahre. Zuerst hielt ich sie für eine Krankenhausmitarbeiterin, bei näherem Hinsehen wurde mir jedoch klar, dass sie wie ich schwer krank war. Ihre Motorik war verzögert, sie war bis auf die Knochen abgemagert, ihr Gesicht war alabasterweiß, und die pechschwarzen Haare waren eindeutig eine Perücke. Offenbar litt auch sie an Krebs.

Wir kamen ins Gespräch, und Theodora, so hieß die junge Frau, eröffnete mir, dass sie nun für zwei Nächte meine Zimmergenossin sein würde. Wir freundeten uns miteinander an, und bald eröffnete sie mir, dass es für sie keine Aussicht auf Heilung gäbe und sie daher beschlossen hätte, ihr Leben zu beenden. Sie tat mir unendlich leid, dass sie sich jedoch umbringen würde, hielt ich für eine leere Drohung, die sich dem enormen Leidensdruck, dem sie ausgesetzt war, verdankte. Bei einem gemeinsamen Mittagessen eröffnete sie mir dann für mich doch überraschend, dass dies nun ihre letzte Mahlzeit für immer sei. Sie hätte den Entschluss gefasst, ihre Therapie abzubrechen und von nun an jegliche Nahrungsaufnahme und auch die Zufuhr von Flüssigkeit zu verweigern. Da Beihilfe zum Suizid in Österreich geahndet wird, entließ sie sich auf Revers aus dem Krankenhaus nach Hause. Bis zu ihrem Tod, der rund zwei Wochen später eintrat, schrieb sie mir fast täglich und teilte mir ihre Gedanken und ihre Erfahrungen mit. Eines Tages beschloss ich dann jedoch, ihr nicht mehr zu antworten. Ich ertrug es einfach nicht mehr. Ich hatte nun nach schrecklichen Wochen und Monaten, in denen ich mehrmals zwischen Sein oder Nicht-Sein geschwebt war, meine Zytostatika-Therapie abgeschlossen, und ich war von einer geradezu unbändigen Lebensfreude erfüllt. Ich wollte und konnte mich mit dem Tod, der so lange mein Begleiter gewesen war, nicht mehr auseinandersetzen. Ich wollte leben. Ich wollte glücklich sein. Ich begann sogar wieder, Pläne für die Zukunft zu schmieden. Bald würde ich eine Rehabilitation in einem dafür vorgesehenen Rehabilitationszentrum beginnen, und dann würde ich mein Leben neu starten, womöglich sogar mit einer neuen Ausbildung.

Nach dem sechsten Zyklus Chemotherapie war mein Tumor gänzlich verschwunden. Als ich von dem letzten Krankenhausaufenthalt nach Hause kam, gab es ein Überraschungsfest für mich, das meine Mutter für mich organisiert hatte. Freunde, Verwandte, Familie, alle waren sie da, um mir Glück zu wünschen, Glück, das ich so gut brauchen konnte. Ich habe damals, als ich so geschwächt war, erfahren, dass Worte Macht haben. Glück- und Segenswünsche waren keine leeren Floskeln mehr für mich, die, kaum waren sie dahingesprochen, auch schon wieder verhallt waren. Ihnen wohnte ein Zauber inne, der das Angesprochene geradezu herbeibeschwor und gegenwärtig werden ließ. So empfand ich das damals zumindest.

Zwei Wochen später fuhr ich mit Martina nach Grado. Das lag näher als die Toskana und schien uns in Anbetracht meiner allgemeinen Schwäche nach der langwierigen und äußerst invasiven Therapie der letzten Monate als weniger anstrengend. Gemeinsam schlenderten wir durch die engen Gässchen und über die unzähligen kleinen Plätze, an Trattorien und Kirchen vorbei. Ich hörte auf das Krächzen der Möwen, auf das Rauschen des Meeres, sog den salzigen Geruch, den es verströmte, in mich ein und war so glücklich wie schon lange nicht. Dass das Leben so hell, so bunt, ja mit einem Wort so schön sein konnte, hatte ich beinahe vergessen.

Martina und ich besuchten in Grado auch ein Seminar, das dabei zu helfen versprach, alte Denk- und Verhaltensmuster zu durchbrechen. Das kam mir in meiner damaligen Situation sehr entgegen. Wollte man gesund werden, musste man sich von festgefahrenen Mustern verabschieden und neue Wege beschreiten. Das war jedoch schon allein deshalb so schwierig, weil einem jene Muster ja mehr als vertraut waren, und die Vertrautheit der Umstände, und zwar unabhängig davon, ob sie dem Leben zuträglich waren oder nicht, vermittelte ein starkes Gefühl von Sicherheit und Zugehörigkeit. Man kannte sie schließlich. Neue Wege zu beschreiten, hieß hingegen, das gewohnte Terrain zu verlassen und zu etwas Neuem, Unbekanntem aufzubrechen – und das machte Angst. Man konnte jedoch nicht zu neuen Ufern aufbrechen, wenn man nicht den

Mut aufbrachte, die alten zu verlassen, oder? Zugleich erfüllte es mich jedoch auch mit großer Neugierde. Wohin würde mich mein neues Leben führen? Noch wusste ich es nicht genau. Dass ich jedoch dort weitermachen würde, wo ich vor meiner Erkrankung aufgehört hatte, schloss ich für mich aus. Nicht weil ich damals unglücklich gewesen wäre, sondern vielmehr, weil für mich alles Alte, also nicht nur die Krankheit selbst, sondern auch das, was davor lag, zu einer Vergangenheit gehörte, die in einem Desaster geendet hatte. Was ich wollte, war ein neues Leben.

Zum ersten Mal nach einer langen Durststrecke begann ich aufzublühen. Ich spürte ganz deutlich, dass sich in mir etwas zu verändern begonnen hatte. Jeder einzelne Tag zählte und brachte mich meinem Ziel – einem Ziel, das ich noch nicht kannte – näher. Ich empfand jene Tage als Etappen, die ich durchlief, als Lebensetappen von entscheidender Bedeutung für mich. Ich gab mich ihnen hin und war neugierig, wohin sie mich bringen würden.

So kam ich auch auf die Idee, meinen Beruf an den Nagel zu hängen und mich an eine neue Ausbildung zu trauen. Ich wollte studieren: Meine Wahl fiel auf das Studium der Wirtschaftswissenschaften an einer nahen Fachhochschule. Dazu musste ich allerdings ein recht kompliziertes Auswahlverfahren inklusive Prüfung durchlaufen, da für den Jahrgang lediglich zwanzig Plätze zu vergeben waren, sich jedoch hundert Bewerber gemeldet hatten. Was soll's, dachte ich mir. Ich hatte schon Schlimmeres überstanden.

Ich verfasste also ein Motivationsschreiben, legte einen Lebenslauf bei und schickte es zeitgerecht an die angegebene Adresse, eingeschrieben, damit ja nichts schiefging. Prompt bekam ich einen Termin für die Aufnahmeprüfung, die ich auf Anhieb bestand. In der Folge wurde ich zu einem Gespräch mit drei Professoren des Studienzweigs geladen, die wohl herausfinden sollten, ob ich auch tatsächlich geeignet sei, das Studium zu absolvieren. Ich weiß noch gut, wie aufgeregt ich war. Ich trug noch immer meine Perücke und achtete peinlich genau darauf, dass sie ja nicht verrutschte. Ich wollte einen positiven, aber unauffälligen Eindruck hinterlassen. Über das, was ich durchgemacht hatte, verriet ich kein Wort. Es war mir wichtig, als ganz normaler Kandidat betrachtet zu werden. Normalität war überhaupt etwas, das ich nun für mich in Anspruch nahm. Es kam mir als der pure Luxus vor, wie jeder andere behandelt zu werden und nicht wie ein Todeskandidat. Der Krebs gehörte für mich der Vergangenheit an. Weder wollte ich daraus Kapital schlagen, noch tat es mir gut, ihn mir oder auch anderen permanent in Erinnerung zu rufen. Die neue Kathrin hatte mit der alten abgeschlossen, und als solche wollte ich mein Leben nun bewältigen – ganz ohne Sonderbehandlung. Wir unterhielten uns also über den Lehrplan selbst und darüber, was den Ausschlag für meine Wahl des Studiums gegeben hatte, ganz sachlich. Drei Wochen später erhielt ich ein Schreiben, das besagte, dass ich einen Studienplatz für das kommende Semester erhalten hätte. Der neue Lebensabschnitt konnte also beginnen.

— Der Anfang vom Ende —

Vorher musste ich allerdings noch meinen Aufenthalt in der Rehabilitationsklinik hinter mich bringen. Das onkologische Rehabilitationszentrum war mir während meiner Zeit im Krankenhaus geradezu als Sehnsuchtsort erschienen. Würde ich es bis dorthin schaffen, hätte ich wohl das Schlimmste überstanden. Nun endlich war der Tag da, an dem ich einchecken konnte. Ich hatte viel von dem Zentrum gehört und das Leitbild des Öfteren aufmerksam studiert. Phrasen wie, dass die Orientierung am Ergebnis läge und durch interdisziplinäre und hohe fachliche Kompetenz erreicht werden würde, oder dass der Mensch im Mittelpunkt stünde, und ferner, dass der Erfolg aus dem Engagement jedes Einzelnen resultieren würde, sagten mir sehr zu.

Die Klinik selbst befindet sich auf einem südseitigen, sonnigen Hang und ist über eine recht steile Auffahrt zu erreichen. Die drei Gebäudekomplexe, die parallel zueinander liegen, sind durch einen langen Tunnel miteinander verbunden. Der Innenhof ist begrünt. Hier gibt es auch eine kleine Cafeteria. Insgesamt verfügt die Klinik über 120 Zimmer. Dasjenige, das ich bezog, war etwa fünfzehn Quadratmeter groß und mit einem Bad und einer SAT-TV-Anlage ausgestattet. Zudem hatte es einen talseitigen Balkon, auf dem zwei Liegestühle standen. Sie vermittelten fast so etwas wie Urlaubsflair. Hier konnte man sich also wohlfühlen und hoffentlich wieder zu Kräften kommen. Da mein Aufenthalt für einige Wochen anberaumt war, richtete ich mir das Zimmer so gemütlich wie möglich ein.

Gleich beim Einchecken bekam ich einen eigens für mich zusammengestellten Therapieplan vorgelegt. Er umfasste ein ziemlich dicht gedrängtes Programm an therapeutischen Maßnahmen, für das eigens ein großzügig angelegter Bereich von rund tausend Quadratmetern bereitstand. Hier gab es diagnostische und therapeutische Geräte, inklusive eines großen Schwimmbeckens, die zum Genesungsprozess beitragen sollten. Ferner gab es einen großen Speisesaal für die MitarbeiterInnen und die PatientInnen, denen jeweils nach einer strengen Sitzordnung Plätze zugeteilt waren. Die Speisen, die serviert wurden, waren abwechslungsreich, regional und frisch, und selbstverständlich waren sie auf spezielle Bedürfnisse wie Nahrungsmittelunverträglichkeiten und besondere Diäten je nach Art der Erkrankung abgestimmt. Dafür waren hier eigens ausgebildete Diätologen angestellt.

Am nächsten Tag beim Frühstück lernte ich einen meiner Sitznachbarn im Speisesaal näher kennen. Er litt an einem unheilbaren Pankreaskarzinom und erzählte mir, dass er lange in Sambia, einem Land im Süden des afrikanischen Kontinents, gelebt hätte und von einer großen Sehnsucht dorthin erfüllt sei. Dort sei auch seine Tochter begraben, die in jungen Jahren dem HI-Virus erlegen sei. Er zeigte mir Fotos von ihr. Sie musste vor ihrer Infektion mit dem Virus sehr schön gewesen sein. Das war trotz der Spuren, die die Krankheit hinterlassen hatte, deutlich zu sehen. Im Laufe der Jahre, fuhr er fort, würde die

Erinnerung an ihre Gesichtszüge nach und nach verblassen, deshalb trage er auch ihr Foto mit sich herum.

Das Gespräch beschäftigte mich noch über einen längeren Zeitraum. Es fiel mir schwer zu begreifen, dass man das Gesicht seines eigenen Kindes vergessen konnte. Vergessen zu werden, war schlimmer als der Tod selbst. Solange man geliebten Menschen in Erinnerung blieb, war man schließlich nicht zur Gänze tot. Hatten sich meine Gesichtszüge meinen Eltern eingebrannt, mein Lachen, mein Weinen, sodass sie daran zeit ihres Lebens festhalten würden? Oder würden auch sie mit der Zeit verblassen, sollte ich sterben? Nein, Sterben war keine Option mehr für mich. Ich war hier, um wieder vollständig gesund zu werden. Das war der Sinn der Rehabilitation. Ich schob diese Gedanken mit aller Vehemenz beiseite. Ich war nun 28 Jahre alt, und das Leben lag erst vor mir. Ich glaubte fest daran, eine Zukunft zu haben.

Meine letzte Chemotherapie lag nun drei Wochen zurück, und noch immer litt ich an den körperlichen und den seelischen Folgen. Ich war völlig erschöpft. Mein Therapieprogramm in der Klinik begann täglich um acht Uhr, unmittelbar nach dem Frühstück. Aufstehen musste ich also spätestens um sieben Uhr, und das machte mir schwer zu schaffen. Das Programm selbst orientierte sich an onkologischen Richtlinien und basierte im Großen und Ganzen auf drei sogenannten Säulen, jener der Beweglichkeit, jener der Ernährung und schließlich der Schmerzkontrolle. Sie sollten zu einer Verbesserung des Wohlbefindens beitragen und die Überlebenschance maximieren. Fachrelevante Vorträge über Krebs, Fitness, Übungen zur progressiven Muskelentspannung, Biofeedback-Behandlungen, all das ließ ich über mich ergehen. Tag für Tag.

Ich tat mein Bestes, um den Vorgaben zu entsprechen, meine Stimmung sank jedoch, desto länger ich hier war. Ich empfand die Atmosphäre in der Klinik als äußerst bedrückend. Die ununterbrochene Konfrontation mit meinen Leidensgenossen und ihren oft tragischen Geschichten setzten mir immer mehr zu. Ich wollte nicht zu ihnen gehören, zu all jenen, die vom Tod bereits gezeichnet waren. Solange ich selbst um das nackte Überleben gekämpft hatte, hatte ich wenig Zeit gehabt für Sentimentalitäten. Nun, da ich die berechtigte Hoffnung hatte, dass ich den Krebs besiegt hatte und überleben würde, sehnte ich mich mit jeder Faser meines Körpers nach Unbeschwertheit, nach der Normalität, die wir, ist alles in Ordnung, so gering zu schätzen wissen. Ich war mit einem Mal den Emotionen, die eine Krebserkrankung auslösten und die eine Art Achterbahn zwischen vager Hoffnung und schierer Verzweiflung waren, nicht mehr gewachsen. Stundenlang saß ich so in meinem Zimmer und weinte. Allein.

Das viele Weinen reizte meine von der Chemotherapie ohnehin schon in Mitleidenschaft gezogenen Augenschleimhäute noch mehr, und so war es mir nicht einmal möglich zu lesen, was mich auf andere Gedanken hätte bringen können. Immer wieder versuchte ich es, jedoch nach kurzer Zeit schon begannen die Buchstaben zumeist vor meinen Augen zu tanzen, oder sie verschwammen zur Unkenntlichkeit. Auch hatte ich, womöglich aufgrund der enormen seelischen Belastung und des damit verbundenen Stresses oder auch als Folge der Zytostatika, mit Erinnerungslücken zu kämpfen. Um gegen sie anzukämpfen, entwickelte ich nun eine Methode, die mir zugleich auch das Lesen wieder leichter machen sollte: Ich begann damit, einzelne Worte mit Bildern zu verknüpfen. Ich wählte dabei gezielt solche Bilder aus, die mit meinem Leben in irgendeiner Form in enger Verbindung standen. Jedes Bild, das ich mir in Erinnerung rief, hatte so bald eine Geschichte zu erzählen. Die Kunst des Erzählens ist so alt wie die Menschheit selbst. Es sind die Bilder, die wir uns in Erinnerung rufen und in eine literarische Form gießen. Nicht umsonst war die Mutter der Musen Mnemosyne, die Göttin der Erinnerung. Bald gelang es mir so wieder, mir komplexere Sachverhalte zu merken, und das Lesen begann mir wieder Freude zu machen. Es ließ mich die engen Räume meines Gefängnisses hier verlassen und meine Gedanken in die Ferne schweifen. Es lenkte mich ab von Krankheit, Verzweiflung und Tod.

Neben dem Lesen war es Musik, die mir Entspannung brachte. Das Hören von Mozart-Sonaten etwa beruhigte mich sehr. Dass Musik einen förderlichen Einfluss auf Heilungsprozesse hat, belegen rezente Studien, ihre positive Wirkung, die nicht ausschließlich auf einem Hochgefühl, das man durch sie herbeiführt, beruht, war als solche schon in der Antike bekannt. Immerhin war Apollon ja nicht nur der Gott der Kunst und der Musik, sondern auch der Gott der Heilkunst.

Ich versuchte mit einem Wort alles Erdenkliche, um mich bei Laune zu halten, dennoch gelang es mir in dieser onkologischen Einrichtung nur sehr schwer, meine Gedanken auf etwas anderes als die Krankheit selbst zu lenken. Obwohl es aus therapeutischen Gründen verboten war, an den Wochenenden nach Hause zu fahren, reichte ich einen diesbezüglichen Antrag ein. Ich erwartete mir davon ein wenig Abwechslung im Kreis meiner Lieben. Wie zu erwarten gewesen war, wurde mein Ansuchen abgelehnt. Das versetzte meinem mühsam errungenen Optimismus einen erneuten Dämpfer und brachte mich emotional beinahe auf einen Tiefstand. Ich war drauf und dran, die Therapie abzubrechen, verwarf den Gedanken dann jedoch wieder und entschied mich dazu, an den Wochenenden zumindest für ein paar Stunden auszubüxen. Ich besuchte die umliegenden Restaurants und Caféhäuser im Ort oder ging einfach ein wenig spazieren. Ich versprach mir davon Abstand von dem Leid, das ich tagtäglich in der Klinik miterleben musste. Ich wusste damals natürlich noch nicht, wie bald ich schon aus der Position eines empathischen und seelisch überforderten Zusehers wiederum in die eines unmittelbar Betroffenen gedrängt werden würde.

— Das Ende? —

Eines Abends, als ich nach einem solchen Essen außerhalb wieder zurück in die Klinik kam, begegnete ich auf dem Gang zu meinem Zimmer einem Arzt, der mir bislang noch nicht über den Weg gelaufen war. Mein Sitznachbar hatte mir schon beim Frühstück erzählt, dass es einen neuen Arzt hier gäbe, der unter anderem auch als Flugmedizinischer Sachverständiger tätig sei. Flugmediziner kannte ich aus meinem früheren Erwerbsleben. Sie waren unter anderem für die Vergabe von Gutachten und Tauglichkeitszeugnissen für Piloten zuständig, desgleichen für die Sicherheit des Bordpersonals. Nun stand einer vor mir, an einem Ort, an dem ich ihn nicht erwartet hätte. Wir begrüßten einander und waren einander auf Anhieb sympathisch. Er fragte mich, ob ich neu im Klinikum sei. Ich verneinte das und sagte ihm, dass ich bereits seit zwei Wochen hier sei. Schließlich fragte er mich, ob ich in der Kantine eine Tasse Tee mit ihm trinken wolle. Gerne willigte ich ein. Aus einer Tasse wurden mehrere Tassen, ich erzählte von meinem Leben hoch über den Wolken, er wiederum von seiner Begeisterung für die Fliegerei, die auch den Ausschlag für seine berufliche Orientierung gegeben hätte. Dr. Marcus Mairinger, so hieß der Arzt, war selbst Pilot, zudem war er Allgemeinmediziner, machte als solcher Nachtdienste auf der onkologischen Rehabilitationsklinik hier und betrieb nebenbei auf selbstständiger Basis eine Praxis als Flugmediziner. Da er selbst flog, kannte er die Herausforderungen, die an Piloten gestellt waren, natürlich sehr gut und war insofern bestens dafür qualifiziert zu beurteilen, wer über die gesundheitliche Eignung, ein Flugzeug zu lenken, verfügte und bei wem das vielleicht nicht das Fall war. Er hatte gewissermaßen aus erster Hand Kenntnisse über die besonderen Bedingungen, denen Piloten und auch das Bordpersonal während eines Fluges ausgesetzt waren. Neben den physischen Voraussetzungen gab es da natürlich immer auch die psychische Komponente zu berücksichtigen, wollte jemand die Verantwortung für die Sicherheit unzähliger Menschen, die er hoch in der Luft von A nach B beförderte, übernehmen.

Die Begegnung mit Dr. Mairinger tat mir sehr gut. Sie erinnerte mich an mein früheres Leben, an Zeiten, da alles noch in Ordnung und ich gesund gewesen war. Auch wenn ich mich kurz vor meinem Aufenthalt in der Rehabilitationsklinik für einen Berufswechsel und eine neue Ausbildung entschieden hatte, vermisste ich das Fliegen selbst oft schmerzlich. Oft hatte ich während meiner Chemotherapie aus dem Fenster geschaut, sehnsüchtig den Flugzeugen am Himmel nachgeblickt und mir gewünscht, doch noch einmal wieder in einem sitzen oder gar darin arbeiten zu können. Ob Letzteres noch einmal möglich sein würde, bezweifelte ich sehr. Ich würde wohl auch im besten Fall meiner vollständigen Genesung keine Tauglichkeitsbescheinigung mehr bekommen.

Das Gespräch mit Dr. Mairinger war so erfreulich und schmerzhaft zugleich für mich. Ich fühlte mich nach Langem wieder einmal verstanden von jemandem, was meine Leidenschaft für das Fliegen anging, zugleich erinnerte er mich in seiner Eigenschaft als Flugmediziner daran, dass ich meinen Beruf wohl nie wieder ausüben würde können. Als ich meine diesbezüglichen Bedenken ihm gegenüber artikulierte, erzählte er mir von jemandem aus seinem Fliegerklub, der sich nach Ausheilung eines T-Zell-Lymphoms wieder in sein altes Leben gekämpft hätte und sogar wieder als Pilot tätig sei. Das machte mir große Hoffnung.

In jener Nacht träumte ich vom Fliegen. Meine Krankheit kam in dem Traum nicht vor. Sie war wie weggeblasen, ganz so, als wäre sie nie da gewesen. Zum ersten Mal seit mehreren Monaten wachte ich auf – und war glücklich. Zum ersten Mal gelang es mir, ernsthaft daran zu glauben, dass alles wieder gut werden würde. Es gab andere, die ein T-Zell-Lymphom überlebt und wieder ins Leben gefunden hatten. Warum nicht auch ich? Die pessimistische Prognose meines Arztes, der mich wiederholt hatte wissen lassen – und noch immer wissen ließ–, dass meine Überlebenschancen eher als gering einzuschätzen wären, waren mit einem Mal bedeutungslos geworden. Mit neuem Mut und mit doppelt so viel Energie als die Tage zuvor machte ich meine Therapie. Der immer wiederkehrende Gedanke, sie abzubrechen, war verflogen. Ich würde durchhalten und tun, was man von mir verlangte. Es war schließlich zu meinem Besten.

Dr. Mairinger lief mir dabei immer wieder über den Weg. Wir trafen einander zu längeren Spaziergängen, etwa in der Kneippanlage. Abends saßen wir dann oft stundenlang gemeinsam in der Lobby oder in der kleinen Cafeteria in dem begrünten Innenhof. Unsere Gespräche verliefen bald auf einer sehr vertrauensvollen Basis. Wir waren längst per Du. Die Art, wie

Marcus sprach und erzählte, gefiel mir. Seine ganzheitliche Sicht auf Gesundheit und Krankheit vermittelte mir zudem ein Gefühl von Geborgenheit. Zwischen ihm und mir etablierte sich bald schon so etwas wie Freundschaft, irgendwann stellte ich dann zu meiner Überraschung fest, dass wir uns ineinander verliebt hatten. Ja, ich war tatsächlich überrascht, nicht, dass ich mich in jemanden verlieben konnte, jedoch vielmehr davon, dass sich jemand ich mich in meinem momentanen Zustand verlieben konnte. Schließlich war ich noch immer gezeichnet von der Krankheit, hatte kein einziges Haar auf dem Kopf, selbst meine Augenbrauen und meine Wimpern waren noch nicht nachgewachsen. Ich verkörperte alles andere als das blühende Leben. War ich so überhaupt liebenswert? Ich hatte während meiner Krankenhausaufenthalte in den letzten Monaten viele Frauen kennengelernt, die an Krebs erkrankt waren und deshalb von ihren Männern – auch nach langjährigen Beziehungen – verlassen worden waren. Sollte ich das Glück haben, einen Partner zu finden? Ausgerechnet jetzt?

Marcus schien es nicht zu stören, dass ich krank war oder gewesen war. Durch den Umgang mit ihm wurde ich wieder ein wenig selbstbewusster. Ich hoffte insgeheim, dass das auch den Heilungsprozess positiv beeinflussen würde. Insgesamt standen die Zeichen wieder auf Leben.

Nach Beendigung meiner Therapie in der Rehabilitationsklinik trafen wir einander sehr häufig. Wir verbrachten eine wunderschöne Zeit miteinander. Beide hofften und beteten wir, dass ich den Krebs entgegen allen Erwartungen meines behandelnden Arztes besiegt hatte. Marcus stand mir mit seiner medizinischen Expertise zur Seite. Unter anderem hatte er mich auch auf einen Kongress mitgenommen, bei dem ein international renommierter Krebsspezialist einen Vortrag zu einer Diät nach Dr. Coy hielt. Letzterer hatte ein Gen entdeckt, das sogenannte Transketolase-like-1-Gen, das die Verbrennung von Zucker innerhalb von Krebszellen behindert, was zur Folge hat, dass diese ungehindert weiterwachsen und auch gegenüber Chemo- und Strahlentherapie unempfindlicher sind. Um dem entgegenzuwirken, muss man seine Ernährung umstellen, was ich auch prompt tat und sehr strikt einhielt – bis heute eigentlich. Ich minimierte etwa die Zufuhr von Kohlehydraten und natürlich von Zucker auf ein Minimum und ernährte mich von diesem Zeitpunkt an hauptsächlich von Lebensmitteln, die einen hohen Eiweißgehalt aufweisen, also von Fleisch, Ölen, Fetten, und ballaststoffreich waren, ferner von frischem Gemüse.

Marcus half mir auch dabei, mit meiner Angst vor einem möglichen Rezidiv, also einem Wiederausbrechen der Krankheit, fertigzuwerden. Phrasen wie, dass es sich bei meiner Art von Krebs um einen »unangenehmen Zeitgenossen« handeln würde und »meine Überlebenschancen nicht besonders groß wären«, die ich wiederholt vonseiten meines behandelnden Arztes gehört hatte, versuchten wir auszublenden. Mit der Zeit konnte ich die Sorgen allmählich beiseiteschieben. Ich konzentrierte mich darauf, bewusst zu leben, mir die Tage so schön wie möglich zu gestalten und mein Leben wieder zu genießen. Das alles gelang mir vor allem mit der Hilfe von Marcus und seiner generell optimistischen Einstellung dem Leben gegenüber über weite Strecken. Erst als der Termin der ersten Nachsorgeuntersuchung in großen Schritten näher kam, machte sich in mir wieder eine quälende Unruhe breit. Marcus versprach mir, mich dorthin zu begleiten.

Die Nachsorgeuntersuchung erfolgte mittels einer Spiral-Computertomografie. Das ist ein Diagnoseverfahren für viele Erkrankungen, im Zuge dessen Röntgenstrahlen detaillierte Querschnittsbilder des Menschen und seiner inneren Organe erstellen. Mithilfe der Tomografie kann man also feststellen, ob ein Tumor nachgewachsen ist oder nicht. In meinem Fall konzentrierte man sich dabei auf den Thorax, die Brust und das Skelett, weil anzunehmen war, dass sich im schlechtesten Fall dort irgendwelche krankhaften Veränderungen zeigen würden.

Das Computertomografie-Gerät enthält eine Art Röntgenröhre, in die ich, auf einer Liege befestigt, geschoben werde. Die Untersuchung selbst, sagt man wir, würde rund drei Minuten dauern. Ich habe große Angst. Schließlich entscheidet der Ausgang der Untersuchung über mein weiteres Leben. Die Röntgenröhre dreht sich spiralförmig um meinen Körper. Ich halte immer wieder die Luft an, während das Gerät die gewünschten Körperregionen ablichtet. Dass Marcus vor der Tür wartet, beruhigt mich ein wenig. Ich bin nicht allein. Als ich aus der Röhre komme, nimmt er mich in die Arme. Wir erfahren, dass das Ergebnis der Untersuchung erst in drei Tagen vorliegen würde.

Drei Tage im Ungewissen. Drei Tage zwischen Hoffen und Bangen. Es waren beinahe die fürchterlichsten in meinem Leben. Als sie endlich doch vergangen waren, fuhren Marcus und ich gemeinsam ins Krankenhaus zu dem für die Nachuntersuchung anberaumten Termin. Eine innere Unruhe hatte sich meiner bemächtigt, die ich kaum bändigen konnte. Ich hatte schon in der Nacht zuvor kaum schlafen können. Gemeinsam betraten wir nun das Büro meines Arztes und ließen uns auf den uns angewiesenen Stühlen nieder. Nach einleitenden Worten, die eher allgemeine Informationen enthielten, teilte er uns mit, dass mein Tumor nur zum Teil abgeheilt sei, seine Zurückdrängung also trotz der sechs Zyklen Chemotherapie nicht gelungen sei. Er könne sich auch nicht erklären, weshalb, schon weil ja lediglich dieser einzige Tumor die ursprüngliche Erkrankung ausgemacht hätte und nicht mehrere, aber dieser ursprüngliche Tumor sei eben nun wieder deutlich sichtbar. Es täte ihm sehr leid, er müsse mir jedoch mitteilen, dass sich meine Chancen auf Heilung, da eindeutig ein Rezidiv vorläge, nur exorbitant verringern würden, was der Diagnose »schier unheilbar« gleichkäme. Tränen liefen über mein Gesicht. Wie aus weiter Ferne hörte ich Marcus, der mir zu erklären versuchte, dass ein Rezidiv lediglich andere Herausforderungen mit sich bringen würde, aber auch das in den Griff zu bekommen sei. Der Satz »Das Leben dauerte eben so lange, wie es dauerte!« war alles, was mir dazu einfiel.

Marcus begleitete mich auch zu sämtlichen nachfolgenden Gesprächen zu meinem behandelnden Arzt, der mir schließlich als letztes ihm zur Verfügung stehende Mittel gegen den Krebs eine Hochdosischemotherapie vorschlug. Das bedeutete nicht mehr oder weniger als einen äußerst invasiven Eingriff in den Organismus, der im Falle eines Überlebens zu massiven und irreversiblen Schädigungen führen würde. Die Zytostatika, so erklärte er mir, würden in diesem Fall auch mein gesamtes Knochenmark zerstören, die Stammzellen, die sich im Knochenmark befänden und die für die Blutbildung zuständig wären, würden ebenfalls zerstört werden, was bedeutete, dass das eine Stammzellentransplantation durch einen Spender notwendig machen würde, damit ich wieder Blutzellen produzieren würde können. Selbstverständlich würde der Eingriff wieder auf der mir ohnehin schon bekannten Aplasie-Station erfolgen und sich über einen längeren Zeitraum hinziehen. Die Nebenwirkungen seien individuell unterschiedlich, rund zwei Prozent der Patienten würden die Therapie nicht überleben. Ich gab meine Einwilligung dazu.

Marcus, der mindestens so verzweifelt war wie ich über den Befund der Nachsorgeuntersuchung und bei sämtlichen Gesprächen anwesend gewesen war, begann nun, sich intensiver mit meiner Krankenakte zu beschäftigen. Bislang hatte er, vor allem, weil es mir ja sukzessive immer besser gegangen war, eigentlich keinen Anlass dazu gesehen. Er war – wie alle anderen auch – davon aufgegangen, dass ich an einem T-Zell-Lymphom litt, die Therapie jedoch angeschlagen und ich das Schlimmste überstanden hätte. Alles war nach Plan verlaufen. Wieso also hätte er den Befund auch anzweifeln sollen? Er war ja auch nicht von Anfang an dabei gewesen, sondern hatte mich erst in der Rehabilitationsklinik kennengelernt, zu einem Zeitpunkt, da alles sozusagen schon vorbei war.

Jetzt sah die Sache allerdings anders aus. Nach eingehender Studie meiner Krankenakte meinte Marcus nun, dass sie ihm in Wahrheit Rätsel aufgebe, und äußerte mir gegenüber, dass er inzwischen durchaus berechtigte Zweifel an der Richtigkeit der Diagnose an sich hätte. Mein Zustand widerspräche den Ergebnissen der Untersuchung vehement. Weder litt ich an Nacht-schweiß, noch sei ein Gewichtsverlust eingetreten, und ich hätte auch keine Fieberschübe, die zu den gängigen Symptomen gehören würden und schon längst hätten auftreten müssen. Auch Probleme mit dem Magen oder meinem Verdauungssystem könne er nicht feststellen, und die wären unumgänglich, da sich der Tumor ja im Bauchraum, genauer gesagt, im Dünndarm, befände. Dies alles sei ihm, einem erfahrenen Arzt, unerklärlich. Er könne mir bestätigen, dass sich Patienten mit meiner Diagnose in einem weit schlechteren Gesamtzustand befänden und mehr dem Sterben als dem Leben zugewandt seien. Davon sei bei mir keine Spur. Ich wirke auf ihn wie das blühende Leben schlechthin.

Das verzweifelte Hoffen eines Liebenden? Was ich jetzt schon gar nicht gebrauchen konnte, war eine weitere Form von Realitätsverweigerung, wie sie seinerzeit mein Vater praktiziert hatte. Im Unterschied zu meinem Vater schien Marcus, ein erfahrener Arzt, aber handfeste Argumente auf seiner Seite zu haben. Argumente, die mir durchaus auch einleuchteten. Dennoch erfüllten mich seine Worte mehr mit Skepsis als mit Zuversicht. Ich willigte jedoch ein, mich in einer Spezialklinik in Heidelberg beraten zu lassen. Per Eilpost sandten wir also einen Stapel Befunde an eine Oberärztin der dortigen Onkologie, die Marcus gut kannte.

— Richtig oder falsch? – Alle guten Dinge sind drei! —

Meine Gefühlslage von damals zu beschreiben, fällt mir schwer. Ich schwankte zwischen Verzweiflung und Zuversicht. Die Perspektive auf eine erneute invasive Therapie riss gerade verheilte Wunden auf, die tiefe und noch frische Narben hinterlassen hatten. Ich hatte die sechs Zyklen Chemotherapie nur mit Mühe überlebt, und nun stand mir eine noch aggressivere Therapieform bevor. Im Unterschied zu damals wusste ich nun auch, was das für mich bedeutete: Wochen auf der Aplasie-Station ohne Kontakt zur Außenwelt, durch Mundschutz unkenntlich gemachte Gesichter, keine zärtliche Berührung von liebenden Menschen, die einen trösten wollten, rundherum nur Krankheit, Schmerz, Verzweiflung und Tod. Würde ich das alles noch einmal ertragen? Es ging mir doch gut gerade! Marcus hatte recht. Ich fühlte mich so stark wie schon lange nicht. Dennoch hätte ich von mir aus den Termin für die Hochdosistherapie nicht abgesagt. Ich liebte mein Leben, auch wenn es nur noch an einem seidenen Faden hing, an zehn Prozent, wie mein behandelnder Arzt mich hatte wissen lassen.

Marcus' Zweifel an der Richtigkeit des Befunds ließen mich jedoch auch nicht unberührt. Ärztliche Kunstfehler waren schließlich keine Seltenheit. Die Götter in Weiß waren, auch wenn sie es selbst manchmal nicht wahrhaben wollten, schließlich auch nur Menschen. Jahre später las ich in einer Studie, die im *Journal of Evaluation in Clinical Practice*[5] publiziert worden war, dass Ärzte bei nicht weniger als zwanzig Prozent mit ihrer Diagnose danebenlagen. Ein Bericht, der im Auftrag des National Cancer Institute (NCI) erstellt worden war, deckte auf, dass allein in Amerika 1,3 Millionen Menschen völlig zu Unrecht mit Krebs diagnostiziert worden waren und sich wie ich Operationen, Bestrahlungen und Chemotherapien unterzogen hatten. Die im Auftrag von der Regierung verfasste Studie wurde dann in einer renommierten Fachzeitschrift, dem *Journal of the American Medical Association* (JAMA) publiziert. Auf die herkömmliche Praxis der Krebsdiagnose oder -therapie hatte das keine Auswirkungen gehabt. Mit *Wenn das Unmögliche geschieht*[6] übertitelte die Wochenzeitschrift *Die Zeit* einen Artikel, in dem offengelegt wurde, dass sogenannte Spontanremissionen, als unerklärliche Fälle von Heilung von Krebs, oft darauf zurückzuführen waren, dass es sich von Anfang an um eine Fehldiagnose gehandelt hatte. Allein zehn Prozent aller bei einer Mammografie entdeckten und entsprechend invasiv behandelten Tumoren seien kein Brustkrebs, stand da schwarz auf weiß. Gestoßen war ich auf die Artikel dann viel später im Zuge meines Magisterstudiums an der UMIT (Private Universität für Gesundheitswissenschaften, Medizinische Informatik und Technik) in Hall, hätte ich all das damals schon gewusst, hätte ich Marcus vielleicht eher Glauben geschenkt. Ich ging jedoch nach wie vor davon aus, mich bei dem Arzt in besten Händen zu befinden. Im Unterschied zu Marcus, der Allgemeinmediziner war, konnte er auf eine langjährige Expertise in seinem Fach zurückblicken.

Zusammen mit meiner Schwester buchte ich einen Flug nach Paris. Ich wollte das Leben noch einmal so richtig genießen, bevor ich mich der Hochdosistherapie unterzog, zumindest für zwei Tage wollte ich noch glücklich sein. Ein Tapetenwechsel würde uns guttun. Mit einem Boot fuhren wir über die Seine, quer durch die französische Metropole. Am Ufer bei Notre-Dame de Paris stiegen wir aus und gingen zum Essen in ein nettes Restaurant dort. Der Duft der aromatischen Kräuter stieg uns in die Nase, ich sog ihn in mich auf, ich wollte ihn in Erinnerung behalten, bevor mir wiederum die sterile Kost auf der Aplasie-Station vorgesetzt werden würde.

An diesem Abend in diesem Restaurant erhielt ich einen Anruf von Marcus. Er klang nervös, ja aufgewühlt, kam jedoch gleich zur Sache. Die Onkologin aus Heidelberg hätte ihn angerufen. Sie hätte meine Krankenakte auf das Gründlichste studiert und wäre zu dem Schluss gekommen, dass sie in den zwanzig Jahren ihrer Laufbahn als Onkologin einen solchen Krebs noch nie gesehen hätte. Sie müsse völlig danebenliegen, handelte es sich in meinem Fall tatsächlich um die diagnostizierte Erkrankung. Sie zumindest hielte das für völlig ausgeschlossen. Die Onkologin würde mir dringend dazu raten, den nun wieder vorliegenden Tumor entfernen und in einem pathologischen Referenzzentrum untersuchen zu lassen. Bis zu dem Zeitpunkt, da die Ergebnisse der Untersuchung vorlägen, solle ich mich in keinem Fall der Hochdosistherapie unterziehen, sondern den anstehenden Termin unbedingt absagen.

Der exakte Wortlaut in dem Gutachten aus Heidelberg lautete in Auszügen folgendermaßen:

... Wir empfehlen jetzt zunächst die histologische Sicherung der suspekten Läsion, gegebenenfalls muss diese chirurgisch erzwungen werden. Darüber hinaus raten wir zu einer referenzpathologischen Mitbeurteilung der initialen Schnitte aus 2013 ...

Man äußerte also berechtigte Zweifel an der ursprünglichen Diagnose und riet mir dazu, den befallenen Lymphknoten operativ entfernen und zugleich mit dem Erstbiopsat aus dem Jahr 2013 erneut untersuchen lassen.

Ab diesem Zeitpunkt überstürzten sich die Ereignisse. Ich flog nach Hause und suchte meinen Arzt auf und teilte ihm von dem an der Klinik in Heidelberg geäußerten Zweifel an der Diagnose mit, zugleich bat ich ihn, den Tumor zu entfernen und erneut untersuchen zu lassen. Er weigerte sich jedoch und betonte, dass ein chirurgischer Eingriff das Risiko eines Ausstrahlens des Krebses auf den restlichen Organismus mit sich brächte. Zudem läge der Tumor nahe an meiner linken Niere, und da ich ohnehin nur noch diese eine zur Verfügung hätte, würde er davon abraten. Soweit ich weiß, nahm er auch keinen Kontakt mit Heidelberg auf.

Mein Anwalt brachte das später im Zuge des Prozesses, den ich gegen das Krankenhaus führte, wie folgt, zu Papier:

Entgegen der Darstellung der beklagten Partei wollten das die Mitarbeiter der beklagten Partei vorerst nicht. Argumentiert wurde dabei, dass die Lage des vergrößerten Lymphknotens am linken Nierenstiel eine Operation schwierig gestalte, da meine Klientin aufgrund ihrer Vorgeschichte nur mehr eine – nämlich die linke – Niere hatte. Tatsächlich war aber auch die angenommene Position

*des befallenen Lymphknotens unrichtig. Der vergrößerte Lymph-
knoten befand sich im Gekröse des Dünndarms ...*

Für mich änderte das Gutachten aus Heidelberg jedoch alles. Ich
hatte nun zum dritten Mal innerhalb der letzten Monate einen
Fingerzeig bekommen, dass ich nicht so schwer krank war, wie
man mir diagnostiziert hatte. Der Erste war Georg, der Heiler,
gewesen, den ich auf das Drängen meines Vaters aufgesucht
hatte und der geradezu zornig reagiert hatte, als ich ihm mitgeteilt hatte, dass ich die Chemotherapie fortsetzen würde, zwei-
tens war da der unerwartet günstige Verlauf der Stammzellenentnahme gewesen, der einen Hinweis darauf gegeben hatte,
dass ich eigentlich gesund war, und nun war es eine ausgewiesene Spezialistin auf dem Gebiet der Onkologie, die lediglich
anhand meiner Krankenakte, also ohne mich selbst je gesehen,
geschweige denn untersucht zu haben, Zweifel an der Diagnose
geäußert hatte. Worauf sollte ich also noch warten?

Marcus unterstützte mich gerne bei meinem Vorhaben, mir
den Tumor nun auch gegen das Anraten meines Arztes, dem es
von Anfang an nicht recht war, dass wir zu recherchieren begonnen hatten, entfernen zu lassen. Er begleitete mich zum
Chefarzt eines anderen Krankenhauses in der Stadt. Nach einer
eingehenden Untersuchung sicherte mir Letzterer zu, dass er
den Eingriff wagen würde. Er schlug mir eine laparoskopische
Entfernung des Knotens durch den Bauchnabel vor. Das war
eine äußerst schonende, minimalinvasive Operationsmethode,
im Zuge derer man zugleich mithilfe eines Kamerasystems
krankhaftes Gewebe in meinem Bauchraum feststellen würde
können. Natürlich stimmte ich zu.

Marcus begleitete mich an dem für die Operation vorgesehenen Tag in das Krankenhaus. Ich war weniger aufgeregt, als ich mir das vorgestellt hatte. Ich fühlte mich in guten Händen dort. Mit viel fachlicher Kompetenz und sehr viel Empathie war mir die Art des Eingriffs erklärt worden, bevor ich in den Operationssaal geschoben wurde. Als ich wieder aus der Narkose aufwachte, teilte mir der Chirurg mit, dass alles gut verlaufen und der Tumor entfernt worden sei und dass er absolut kein krankhaftes Gewebe in meinem Bauchraum hätte entdecken können, das ihn auf eine bösartige Erkrankung hätte schließen lassen.

In einem nächsten Schritt beschlossen Marcus und ich, das Erstbiopsat, also die, wie die Onkologin aus Heidelberg gesagt hatte, »initialen Schnitte«, die damals die Grundlage der Diagnose gewesen waren, am Pathologischen Institut ausheben zu lassen. Wir wollten es zusammen mit dem nun entfernten Tumorgewebe an ein unabhängiges Referenzpathologisches Institut, das ihm aus Heidelberg empfohlen wurde, nach Deutschland schicken. Wider Erwarten stieß er jedoch auf heftigen Widerstand. Zuerst vonseiten meines behandelnden Arztes. Er war entschieden dagegen. Weshalb, wussten wir eigentlich nicht. Am Institut selbst hieß es dann zuerst sogar, dass eine Aushebung aus rechtlichen, ethischen und moralischen Gründen nicht möglich sei. Warum? Erst als wir persönlich dort vorsprachen und mit rechtlichen Konsequenzen drohten, gelang es uns, an das Erstbiopsat heranzukommen.

Innerhalb der nächsten Stunden verschickten wir es dann zusammen mit dem Gewebe, das bei der rezenten Operation entfernt worden war, per Eilpost nach Heidelberg. Natürlich hatte ich zuvor beide Präparate mit meinem Namen, meinem Geschlecht und jeweils dem Datum der Entnahme beschriftet.

— Das Schaf im Wolfspelz —

Wiederum beginnt eine Zeit des ungeduldigen Wartens für mich. Es sind noch drei Tage bis zur Hochdosistherapie. Vor einem Dreivierteljahr habe ich die fatale Krebsdiagnose erhalten. Vor drei Monaten habe ich meine letzte Chemotherapie angehängt bekommen. Meine Angst vor der anstehenden Therapie ist groß. Wenn aus Heidelberg keine guten Nachrichten kommen, führt kein Weg an ihr vorbei. Das ist mir bewusst – bis in die letzte Konsequenz.

Heute habe ich eine Besprechung im Reproduktionszentrum des Krankenhauses. Ich bin nun 28 Jahre alt, man will sicherstellen, dass ich, sollte ich überleben, eigene Kinder haben werde können. Am nächsten Tag soll ein Teil meines Eierstockgewebes entnommen und eingefroren werden, um es mir später im Falle eines Funktionsverlusts der Eierstöcke nach der Hochdosistherapie wieder einsetzen zu können. Das ist eine Methode, um meine mögliche verlorene Fruchtbarkeit, die durch die bevorstehende Hochdosistherapie entstehen würde, zu kompensieren. In Einzelfällen würde das klappen, erklärt mir der Arzt dort, dann fügt er hinzu, dass meine Prognose zu überleben angesichts der Art meiner Erkrankung jedoch ohnehin äußerst schlecht sei. Er wolle mir keine falschen Hoffnungen machen. Hätte ich mehr Zeit, würde ich mich näher nach dem

Eingriff erkundigen. In Anbetracht meiner momentanen Situation beschließe ich jedoch, mich erst darum zu kümmern, sollte ich wirklich einmal – gesetzten Falles, ich würde wieder gesund werden –, einen manifesten Kinderwunsch haben.

Wenig später, wir schreiben den 23. September gegen 14 Uhr, sitze ich mit meiner Mutter auf unserer Terrasse vor dem Haus. Ich bin depressiv wie schon lange nicht. Ich kann nicht sprechen. Auf die Fragen meiner Mutter antworte ich nicht. Meine Lebenslust und auch der Kampfgeist, der mir immer wieder ein Stimmungshoch verschafft hat in den letzten Tagen, sind erloschen. Wie gerne würde ich alles, was ich habe, geben, nur um wieder gesund zu werden!

Meine Mutter bringt mir eine Tasse grünen Tees. Seit Wochen trinke ich einen Liter täglich davon, weil die Polyphenole, die er enthält, eine antioxidative Wirkung haben und freie Radikale binden können sollen. Freie Radikale sollen ja die Zellfunktion schädigen, habe ich irgendwo gelesen. Außerdem soll grüner Tee auch reich an anderen wertvollen Inhaltsstoffen sein. Immer wieder breche ich in Tränen aus. Alles ist so aussichtslos …

Ich hänge meinen Gedanken nach, als mein Telefon zu läuten beginnt. Erst nach dem dritten Klingelzeichen kann ich mich aus meinen düsteren Gedanken reißen und hebe ab. Es ist mein behandelnder Arzt. Er teilt mir mit, dass die Befunde aus Heidelberg bei ihm eingetroffen seien. Ich kann spüren, dass er nervös ist. Dann sagt er mir, dass man dort zu einer anderen Diagnose gekommen sei als er. Ich würde an einer Hyperplasie leiden. Der Ton, in dem er mir das mitteilt, ist sachlich und förmlich. Ich kann nicht heraushören, ob es sich dabei um eine gute oder eine schlechte Nachricht handelt, und eine Krankheit namens Hyperplasie kenne ich nicht. »Ist das noch schlimmer als der Krebs?«, frage ich nach. Nein, sagt er, es würde sich dabei um die unverhältnismäßige Vermehrung gesunder Zellen handeln, etwa infolge einer Infektion mit einem Virus, die zu einer Wucherung des Gewebes führen würde. Die Befundung einer Hyperplasie sei komplex, fügte er noch hinzu. Seine Sprache ist so durchsetzt von medizinischen Termini, dass ich ihn nicht verstehe. Noch einmal frage ich nach, ob das ein noch verheerenderer Befund sei als der ursprüngliche. Er antwortet mir nur, dass die für die nächsten Tage anberaumte Hochdosistherapie abgesagt sei, ebenso die für morgen geplante Entnahme der Ovarialstreifen, also des Eierstockgewebes, und er nun keine Zeit mehr hätte. Dann legt er auf.

Noch immer weiß ich nicht, woran ich bin. War das eine gute oder eine schlechte Nachricht? Ich kritzle mir benommen das Wort »Hyperplasie« auf einen Zettel. Ein Schwindel überkommt mich. Ich beginne zu schwitzen. Meine Mutter kommt angelaufen und fragt mich, wer das gewesen sei. Ich erzähle ihr, dass mir mein Arzt gerade mitgeteilt hätte, dass ich gar nicht an einem T-Zell-Lymphom leiden würde, sondern an etwas anderem. Was war das doch gleich? Ich kann den Zettel nicht mehr finden, auf den ich mir den Namen aufgeschrieben habe. Meine Mutter beginnt zu weinen. Wir umarmen einander. Wo ist der Zettel hin? Habe ich das alles nur geträumt? Habe ich mir den Anruf eingebildet? Tränen laufen über mein Gesicht. Verzweifelt greife ich nach dem Handy, weil ich prüfen möchte, ob tatsächlich ein Anruf von meinem Arzt darauf abzulesen ist. Ja, ja, ich habe wirklich mit ihm telefoniert. Zumindest das stimmt also. Und hier ist ja auch der Zettel wieder. »Hyperplasie« steht da schwarz auf weiß in zittriger Schrift.

Gemeinsam setzten wir uns vor den Computer und recherchierten, was unter Hyperplasie zu verstehen sei. »Viele Formen der Hyperplasie werden als harmlos angesehen«, lasen wir da, ferner Begriffe wie »reversibel«, »… kann sich auch wieder zurückbilden« oder »oft nicht behandlungswürdig«. Dann riefen wir meinen Vater an. Augenblicklich kam er nach Hause zu uns. Alles fühlte sich an wie in einem Traum. Wir wurden in einen Taumel der Gefühle gerissen. Ich verständigte Marcus, und er kontaktierte die Onkologin in Heidelberg. Er wollte den Befund bestätigt wissen. Nach einer halben Stunde etwa rief er mich weinend zurück. Ja, es sei richtig, ich hätte kein T-Zell-Lymphom, hätte nie eines gehabt. Die Diagnose sei von Anfang an falsch gewesen. Meine Hyperplasie sei infolge einer Viruserkrankung entstanden und als völlig harmlos zu beurteilen. Die Entfernung des Knotens, auf die wir insistiert hätten, sei die einzig richtige Therapie gewesen. Ich sei geheilt.

Wie sich später herausstellte, hatte meine Krankheit auch einen Namen: *Morbus Castleman* (unizentrisch). Dahinter verbarg sich, was mir Marcus am Telefon zu erklären versucht hatte: eine unizentrische Form einer gutartigen Erkrankung, die sich in der Vergrößerung nur eines einzigen Lymphknotens niederschlug. Diese ist keine neoplastische Erkrankung, diese Hyperplasie bedarf keiner Chemotherapie. Das erklärte natürlich auch, weshalb mein Tumor auch nie gestreut hatte, sich also immer nur an der ursprünglichen Stelle manifestiert hatte. Hätte ich tatsächlich an einem T-Zell-Lymphom gelitten, hätte es wohl über kurz oder lang Metastasen gegeben. Vonseiten Heidelbergs hieß es wie folgt:

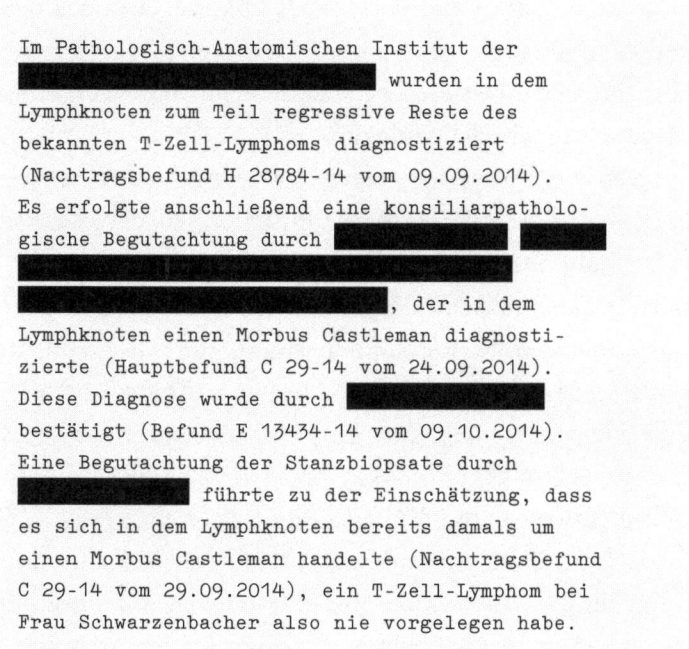

```
Im Pathologisch-Anatomischen Institut der
██████████████████████████████ wurden in dem
Lymphknoten zum Teil regressive Reste des
bekannten T-Zell-Lymphoms diagnostiziert
(Nachtragsbefund H 28784-14 vom 09.09.2014).
Es erfolgte anschließend eine konsiliarpatholo-
gische Begutachtung durch ████████████ ████████
████████████████████████████████████
██████████████████████████████, der in dem
Lymphknoten einen Morbus Castleman diagnosti-
zierte (Hauptbefund C 29-14 vom 24.09.2014).
Diese Diagnose wurde durch ████████████████
bestätigt (Befund E 13434-14 vom 09.10.2014).
Eine Begutachtung der Stanzbiopsate durch
████████████ führte zu der Einschätzung, dass
es sich in dem Lymphknoten bereits damals um
einen Morbus Castleman handelte (Nachtragsbefund
C 29-14 vom 29.09.2014), ein T-Zell-Lymphom bei
Frau Schwarzenbacher also nie vorgelegen habe.
```

Marcus hatte es sich nicht nehmen lassen, meinen behandelnden Arzt zu kontaktieren. Er hatte ihm Vorwürfe gemacht, die dahin gingen, dass er es für unverantwortlich fände, dass man bei einer jungen Frau einen solchen Fehler hätte machen können und die Diagnose nicht von Anfang an genauer hinterfragt hätte. Auch dass es möglich gewesen sein musste, allein aus der Krankenakte abzuleiten – nämlich ohne mich je persönlich gesehen oder untersucht zu haben –, dass es sich bei der Erkrankung nicht um Krebs handeln könne, wie es die Onkologin aus

Heidelberg ja bewiesen hätte, hielt er ihm vor. Abgesehen von dem Statement, dass ihm mein Befund in letzter Zeit auch eigenartig vorgekommen sei, was aber, nebenbei bemerkt, keine weitere Aktion nach sich gezogen hatte, etwa das Überdenken der Hochdosistherapie, konnte er nichts weiter aus ihm herauskriegen. Das Gespräch endete abrupt, weil mein behandelnder Arzt einfach auflegte.

Dennoch, es war eingetreten, wovon ich so oft taggeträumt hatte, nämlich dass Ärzte mir mitteilen würden, dass sie sich geirrt hätten. In meinen Tagträumen hatten sie mir die Nachricht freudestrahlend überbracht, in der Realität hatte das etwas anders ausgesehen. Aber was spielte das schon für eine Rolle jetzt? Ich war gesund. Marcus kam am Abend zu uns, und wir beschlossen, den 23. September zu meinem zweiten Geburtstag zu erklären. Am Ende dieses Tages schlief ich so glücklich wie noch nie zuvor in meinem Leben ein.

Um alle Eventualitäten auszuschließen, ließ Marcus später mein Biopsat auch noch von einem zweiten Pathologischen Referenzzentrum in Kiel begutachten. Auch hier wurde festgestellt, dass ich nie an Krebs gelitten hatte und mein Tumor die Folgeerscheinung einer Infektionskrankheit gewesen und auf eine lokale Immunabwehr zurückzuführen war.

— Der Prozess —

Es wäre gelogen zu behaupten, dass mein Leidensweg für mich damals schlagartig vorbei gewesen wäre. Es dauerte Wochen und Monate, bis ich so weit war, an die gute Nachricht überhaupt glauben zu können. Zweifel und Ängste quälten mich, immer wieder wachte ich nachts schweißgebadet auf und musste mir dann ganz bewusst vor Augen führen, dass ich vollkommen gesund und kein Todeskandidat mehr war. Ich ertappte mich dabei, dass ich vor allem Marcus immer wieder geradezu löcherte mit meinen ängstlichen Fragen, ob ich nun wirklich das Schlimmste überstanden hätte, ob es sich nicht auch bei den Befunden aus Deutschland um Fehldiagnosen handeln könnte und nicht auch diese falsch sein könnten. Ich hatte beinahe ein Jahr auf Tuchfühlung mit meinem drohenden Tod gelebt – oder vielmehr dahinvegetiert –, und es mag komisch klingen, jedoch musste ich mich erst daran gewöhnen, mich seelisch darauf einstellen, dass dieser nun nicht eintreten und ich leben würde. Erst nach und nach begriff ich, dass das für mich das Ende engmaschig angesetzter Untersuchungen bedeutete. Es würde keine unzähligen Telefonate mehr geben, vor denen ich mich fürchten musste und nach denen ich verzweifelt war. Ich würde bis auf Weiteres kein Krankenhaus mehr von innen sehen. Es dauerte, bis ich in meinem Innersten begriff, dass ich gesund war und nicht sterben würde. »Dieser Knoten ist absolut harmlos«, hieß es in einer E-Mail von einem Referenzpathologen. Diese Mail habe ich mir damals ausgedruckt und jeden Tag gelesen – so oft, bis ich es glauben konnte.

Ich erinnere mich noch lebhaft daran, dass ich in der Zeit unmittelbar nach der Intervention aus Heidelberg einmal eine Schlaftablette genommen hatte, um einschlafen zu können – das fiel mir damals oft schwer –, und in einen Zustand verfiel, der einer Art Nahtoderlebnis gleichkam. Es schien mir, als würde sich mein Bewusstsein erweitern. Ich wurde in einen Strudel, der an seiner Oberfläche orange und weiß leuchtete, in seinen unendlichen Tiefen jedoch schwarz war, hinabgezogen. Erst kurz bevor er mich ganz in sich hineinsog, ließ er mich wieder frei, und ich tauchte auf aus ihm, hinauf ans Licht. Ich fühlte mich eins mit allem, getragen und zugleich unendlich glücklich. Mein Leben schien jedoch zugleich aus mir herauszufließen und in der Unendlichkeit aufzugehen. Irgendetwas in mir wehrte sich dagegen. Ich wollte leben, im Hier und Jetzt, für alles andere war ich noch nicht bereit. Ich versuchte, dagegen anzukämpfen, es gelang mir jedoch lange nicht aufzuwachen. In einem tranceartigen Zustand hatte ich den Tod erlebt, der mir in der Wirklichkeit bislang erspart geblieben war, mit dessen baldigem Eintreten ich jedoch zu leben hatte lernen müssen. Die Erfahrungen, die ich in den letzten so schrecklichen Monaten gemacht hatte, mussten erst verdaut werden. Sie hatten mein Leben verändert und Wertigkeiten nachhaltig verschoben.

Drei Wochen nach meinem zweiten Geburtstag an jenem besagten 23. September begann ich mit meinem Studium an einer Fachhochschule. Ich weiß noch gut, wie glücklich ich war, als ich zum ersten Mal in dem Klassenzimmer unter all den anderen Studierenden saß. Sie plauderten darüber, wo sie ihre Urlaube während der Ferien verbracht hatten, und darüber, was sie sich von dem Studium erwarteten. Und ich saß mitten unter ihnen. Ich war eine von ihnen. Dass ich eine solche Unbeschwertheit um mich herum noch einmal erleben würde dürfen, hatte ich lange Zeit für mich ausgeschlossen. All das brachte mich zumindest zeitweise auf andere Gedanken. Ich versuchte, das Erlebte von mir wegzuschieben, das Vergangene vergangen sein zu lassen. Das gelang mir zeitweise ganz gut. Was hatte es für einen Sinn, in alten Wunden zu stochern? Musste man nicht nach vorne blicken? Das Leben lag schließlich vor mir.

Immer wieder kam mir damals allerdings auch der Gedanke, gegen das Krankenhaus rechtlich vorzugehen. Die Verantwortlichen dort hatten mir aufgrund eines, wie es so schön heißt, ärztlichen Kunstfehlers ein Jahr meines Lebens zur Hölle gemacht, mich in akute Lebensgefahr und eine existenzielle Notlage gebracht und mich und meine Familie einem unfassbaren emotionalen Stress ausgesetzt. Daran, dass die Therapie, die man mir über Monate hinweg fälschlicherweise verabreicht hatte, das Risiko von Spätfolgen – etwa Krebs – mit sich brachte, dachte ich damals noch gar nicht nach. Vielmehr beschäftigte mich die Frage, ob ich einen endgültigen Strich unter das Erlebte ziehen und nach vorne schauen sollte, oder ob ich einfordern sollte, was mir von Rechts wegen wahrscheinlich sicher zustand, nämlich eine Entschädigung für all das, was mir widerfahren war.

Der Gedanke daran, einen Prozess gegen das Krankenhaus zu führen, machte mir jedoch große Angst. Ich stand allein gegen ein ganzes System, dessen Träger, schon um einander gegenseitig zu schützen, zusammenhalten würden wie Pech und Schwefel. Von ihnen konnte ich kein Kleinbeigeben erwarten, kein Schuldeingeständnis. Das war mir eigentlich seit dem letzten für mich so erlösenden Telefonat mit meinem behandelnden Arzt, das so kühl und sachlich verlaufen war, klar. Vielmehr würde man sich hinter Paragrafen verschanzen, nach Ausflüchten suchen, was aus ihrer Position wohl ein Leichtes war, da sie schließlich die Experten waren, oder mein Leid sogar bagatellisieren wollen. Auch wenn in meinem Fall ganz eindeutig erwiesen war, wo der Fehler passiert war und wer die Konsequenzen daraus zu tragen gehabt hatte – nämlich ich –, würde sich ein Prozess womöglich lange hinziehen. Für mich bedeutete das, mich erneut intensiv mit dem finstersten Kapitel meines bisherigen Lebens auseinandersetzen zu müssen. War ich dazu schon stark genug? Ich wusste es nicht.

Auch Bedenken anderer Art quälten mich. Ich war zum Opfer einer Fehldiagnose geworden, die beinahe fatale Folgen für mich gehabt hatte. Jedoch retteten dieselben Ärzte, die dafür verantwortlich waren, nicht tagtäglich auch viele Menschenleben, und das unter Aufbringung all ihrer Expertise und ihres ganzen Einsatzes? Arbeiteten sie nicht unter Bedingungen, die äußerst schwierig waren? Gehörte es nicht beinahe zu ihrem täglichen Geschäft, schwerwiegende Entscheidungen zu fällen, die für das weitere Leben ihrer Patienten maßgeblich waren? Wie lange konnte man so einen Job machen, ohne an seine Grenzen zu kommen? Ich wusste ihren Einsatz – auch für mich –

durchaus zu würdigen. Man hatte mir ja nicht bewusst Unheil zugefügt. Man hatte einen Fehler gemacht, einen Fehler, für den ich jedoch beinahe mit meinem Leben bezahlt hätte. Wo lag die Schuld dann? Bei meinen behandelnden Ärzten selbst? Bei einem System, das solche Fehler nicht von vornherein ausschloss? Gab es ein solches überhaupt? Wo konnte oder musste man ansetzen, damit so etwas nicht wieder passieren konnte? Und wie ich inzwischen wusste, gab es solche Kunstfehler ja gar nicht so selten.

Die Tatsache, dass ich bei der Diagnose erst 27 Jahre alt gewesen war, und das Faktum, dass man sich mit dem ersten Befund einfach zufriedengegeben hatte, er also von wirklich keiner Seite hinterfragt oder noch einmal geprüft, sondern mit der invasiven Therapie einfach begonnen worden war, ließen in mir dann den Entschluss reifen, doch etwas zu unternehmen. Vielleicht hätte es etwas daran geändert, hätte mein behandelnder Arzt am Ende, als sich alles als Fehler herausgestellt und sich Heidelberg auf meine eigene Initiative eingeschaltet hatte, anders reagiert und sich etwa bei mir in irgendeiner Form entschuldigt. Aus dem letzten Telefonat mit ihm, das ich als äußerst unterkühlt erlebt hatte, war für mich jedoch nicht einmal hervorgegangen, dass ich nun gar nicht todkrank war. Und das Eingestehen eines Fehlers von wem auch immer war da auch nicht rauszuhören gewesen. Das Telefonat selbst hatte mir bei Gott keine Erlösung gebracht.

Es ging mir bei all dem nicht um einen persönlichen Rachefeldzug gegen einzelne Personen, vielleicht würde mein gerichtliches Vorgehen jedoch auch auf Missstände aufmerksam machen und etwas in Gang setzen, das anderen womöglich ein ähnliches Schicksal wie meines ersparte. Und schließlich, dachte ich mir, hatte ich auch nur ein Leben, und das war aufs Spiel gesetzt und schwer beeinträchtigt worden. Für all das stand mir, so fand ich zumindest, eine Form der Wiedergutmachung zu.

Es war schließlich Marcus, der mich dazu ermutigte, tatsächlich einen Anwalt zu konsultieren. Er schlug mir jemanden vor, den ihm wiederum ein Bekannter von ihm, der zugleich der ärztliche Leiter des größten Krankenhauses im Bundesland war, empfohlen hatte. Gemeinsam suchten wir ihn auf. Jedoch schon nach dem ersten Gespräch kamen mir Bedenken. Würde er nicht womöglich die Reputation des Krankenhauses wahren wollen, war er doch selbst so eng mit einem leitenden Arzt befreundet? Konnte es nicht sein, dass er befangen war? Immerhin bestand die Möglichkeit, dass er als Vertreter des Systems agieren und mich nicht ganz unvoreingenommen vertreten würde. Ich äußerte meine Bedenken Marcus gegenüber, und er unterstütze mich dann bei meiner Entscheidung, jemand anderen zu konsultieren. Es war jedoch gar nicht einfach für mich, jemanden Passenden zu finden, und es nahm doch einiges an Zeit in Anspruch. Meine Angst, dass in dieser Stadt generell Befangenheit, gegen ein großes Krankenhaus vorzugehen, bestehen würde, war wahrscheinlich nicht ganz unberechtigt und brachte mich schließlich auf die Idee, mir einen Anwalt, der in einem anderen Bundesland seine Kanzlei hatte, zu suchen. In Graz wurde ich dann fündig. Der Anwalt dort, war mir auf Anhieb sympathisch. Er machte einen gelassenen und sehr seriösen Eindruck auf mich. Meine Geschichte rührte ihn, und er versprach mir, mich zu vertreten. Vor diesem Schritt hatte ich mich noch mit meiner Rechtsschutzversicherung in Verbindung gesetzt und abgeklärt, inwieweit sie mich im Falle einer Klage unterstützen würde. Als ich ihr Okay bekam, legte mein Anwalt los und setzte folgende Klageschrift auf:

1. Aufgrund einer Erkrankung musste mir im Jahre 2003 während eines stationären Aufenthalts in einem Krankenhaus – die rechte Niere entfernt werden. Wegen dieses Vorfalls musste ich meine linke Niere regelmäßig kontrollieren lassen. Dies habe ich auch im Oktober 2013 (18. Oktober 2013) bei einem Radiologen in ███████ durchführen lassen. Der Arzt ████████████████ ████████████████████████ hat dabei festgestellt, dass unmittelbar neben meiner linken Niere eine knapp vier Zentimeter große, echoarme kugelige Raumforderung besteht, die eine weitere Abklärung erfordern würde. Daraufhin wurde im ██████████████████████████ ████████████ der mutmaßlich pathologische Lymphknoten biopsiert, eine Probe davon wurde in der Pathologie der beklagten Partei untersucht beziehungsweise befundet. Nach dem von der beklagten Partei erstellten pathologischen Befund sollte es sich dabei um ein T-Zell-Lymphom NOS, Stadium IA handeln. Aufgrund dieser Diagnose wurde ich sofort in der onkologischen Abteilung von der beklagten Partei in mehreren Zyklen nach dem CHOEP-Schema behandelt. Insgesamt musste ich sechs Chemotherapien an jeweils drei Tagen, das entspricht insgesamt achtzehn Chemotherapien, über mich ergehen lassen. Eine siebente Chemotherapie war für April 2014 vorgesehen. Eine Hochdosistherapie war für August vorgesehen. Im Zuge einer Untersuchung im Jänner 2014 (PET CT) stellte sich der Tumor um etwa fünfzig Prozent reduziert dar. Festhalten möchte ich dabei, dass von Anfang an immer nur ein Lymphknoten befallen war, nicht aber die Peripherie, und es auch keine Streuung in meinem Körper gegeben hatte. Im Zuge der weiteren Kontrolle im Juni 2014

stellte sich dann heraus, dass der Tumor plötzlich
wieder da war. Auch diese Untersuchung und Diagnose hat
die beklagte Partei beziehungsweise Mitarbeiter der
beklagten Partei gestellt. Dieser Befund war für mich
nicht nachvollziehbar, sodass ich mich dazu entschloss,
den Lymphknoten zur Gänze herausnehmen zu lassen und
eine Zweitmeinung über die Diagnose der beklagten Partei
einzuholen. Ich habe den (angeblich) befallenen Lymphknoten an die Universitätsklinik Heidelberg zur Befundung übermittelt, und dabei hat sich herausgestellt,
dass die von der beklagten Partei erstellte Diagnose
T-Zell-Lymphom von Anfang an unrichtig war. Diese
Unrichtigkeit wurde auch durch das Konsultations- und
Referenzzentrum für Lymphdiagnostik und Hämatopathologie
in Heidelberg bekräftigt. Aufgrund dieser eklatanten
Fehldiagnose wurde ich über viele Monate falsch behandelt, da ich tatsächlich nur an einer gutartigen Vergrößerung des Lymphknotens litt.

Beweis: vorzulegende medizinische Unterlagen;
medizinischer Sachverständiger und PV;
weitere Beweise im Bestreitungsfalle vorbehalten.

2. Durch die durchgeführten Chemotherapien und weiteren Be-
   handlungen (Entnahme von Stammzellen) etc. stellten sich
   bei mir beträchtliche Nebenwirkungen in Form von Übel-
   keit, Erbrechen, allgemeine Schwäche und natürlich
   Schmerzen ein. Dazu kam eine enorme psychische Belastung
   mit Krankheitswert in Form von Angst, Anpassungsstörung
   und natürlich auch Existenz- und Todesangst. Nach der
   von der beklagten Partei erstellten Diagnose sollte ich
   ja nur noch kurze Zeit zum Leben haben.
   Beweis: wie zum Vorpunkt;
   weitere Beweise im Bestreitungsfalle vorbehalten.

3. Im Zeitraum Oktober 2013 bis zur Entwarnung im September
   2014 war ich ständig mit Schmerzen und der psychischen
   Belastung konfrontiert, sodass ein globales Schmerzensgeld inklusive einer psychischen Alteration in Höhe von
   120.000,- Euro zumindest angemessen ist.
   Beweis: meine Einvernahme;
   medizinischer Sachverständiger;
   medizinische Unterlagen;
   weitere Beweise im Bestreitungsfalle vorbehalten.

4. Durch die unnötigerweise durchgeführten Chemotherapien
   ist nicht auszuschließen, dass Spätfolgen eintreten werden. Durch die Belastung der von der beklagten Partei
   unnötigerweise durchgeführten Therapien sind Nebenwirkungen erhöht.
   Ich habe daher ein Interesse an der Feststellung der
   Haftung der beklagten Partei dem Grunde nach. Mein
   Feststellungsinteresse bewerte ich angemessen mit
   10.000,- Euro. Die beklagte Partei hat ihre Haftung
   bereits dem Grunde nach abgelehnt.

5. Ich habe mit der beklagten Partei einen Behandlungsver-
   trag geschlossen, den sie nicht ordnungsgemäß erfüllt
   hat. Selbst wenn man aufgrund des histologischen Befunds
   den Verdacht haben hätte können, dass tatsächlich ein
   T-Zell-Lymphom vorliegen würde, wäre es die Verpflich-
   tung der beklagten Partei gewesen, aufgrund der Gesamt-
   beurteilung (Befall nur eines Lymphknotens, keine Streuung etc.) mit größtmöglicher Schonung vorzugehen und den
   Befund noch einmal abzuklären. Hätte die beklagte Partei
   ihre Verpflichtungen erfüllt, wäre sie natürlich zu dem
   Ergebnis gekommen, dass tatsächlich kein T-Zell-Lymphom
   vorliegt, sondern nur eine gutartige Vergrößerung des
   Lymphknotens. Damit hätte ich mir sämtliche Therapien
   samt Nebenwirkungen erspart.
   Beweis: wie bisher.

6. Ich beantrage daher, folgendes Urteil zu fällen:
   1. Die beklagte Partei ist schuldig, der klagenden
      Partei den Betrag in Höhe von 120.000,- Euro samt
      vier Prozent Zinsen seit 18. Dezember 2014 zu bezah-
      len, und
   2. wird festgestellt, dass die beklagte Partei für alle
      kausalen Folgen der Fehldiagnose vom 25. Oktober
      2013 (T-Zell-Lymphom) der klagenden Partei gegenüber
      haftet.
   3. Die beklagte Partei ist des Weiteren
      schuldig, der klagenden Partei die Kosten
      des Verfahrens binnen zwei Wochen zuhanden des
      Klagevertreters zu ersetzten;
      dies alles binnen vierzehn Tagen bei sonstiger
      Exekution.

Die Beweise vor Gericht wurden mit Befunden, medizinischen Sachverständigen, medizinischen Unterlagen und weiteren Beweisen im Bestreitungsfall untermauert. Schwer wog das Gutachten aus dem Universitätsklinikum Schleswig-Holstein in Kiel, das Marcus konsultiert hatte und das am 31. Mai 2016 im Gericht einlangte. Es soll hier in Auszügen wiedergegeben werden:

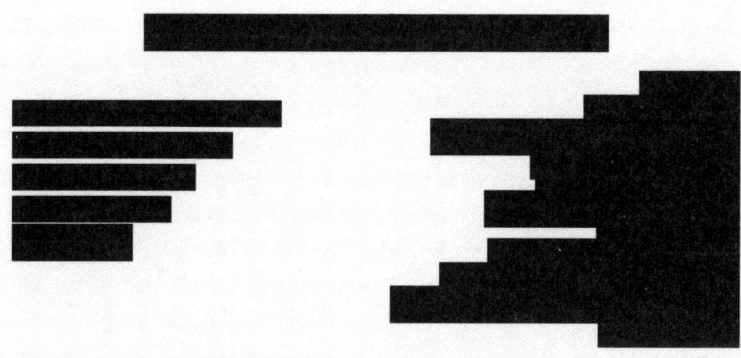

Kathrin Schwarzenbacher, geb. 18.04.1986
Ihr Zeichen: ███████████
Unsere Untersuchungsnummer: ████████████

Sehr geehrte Frau Dr. ███████████████

unter Bezugnahme auf Ihr Schreiben vom 16.12.2015 unter
oben genanntem Zeichen erstatten wir nachfolgend ein

<u>wissenschaftliches Zusammenhangsgutachten</u>

und nehmen wissenschaftlich begründet zu folgenden Fragen
Stellung:

1. Was war der Grund für die Fehldiagnose eines T-Zell-
   Lymphoms?
2. War das aus dem Lymphknoten entnommene Stanzbiopsat aussagekräftig?
3. Reicht ein Stanzbiopsat zur Diagnosesicherung eines
   T-Zell-Lymphoms aus oder hätte der komplette Lymphknoten
   zur Diagnosesicherung entfernt werden müssen?
4. Wäre hinsichtlich der fehlenden klinischen Symptome vor
   Therapieeinleitung die Einholung einer Referenzdiagnose
   geboten gewesen?

Was war der Grund für die Fehldiagnose eines T-Zell-Lymphoms?

Das vorliegende histopathologische Bild schließt ein T-Zell-Lymphom zwar nicht sicher aus, ist allerdings für diese Diagnose auch nicht typisch. Zum Ausschluss beziehungsweise zur Sicherung dieser Diagnose wären weiterführende Untersuchungen notwendig gewesen. Eine fehlende Expression von T-Zell-assoziierten immunhistochemischen Markern konnte nicht gezeigt werden: CD5 wird exprimiert, eine Untersuchung für CD7, die auch in der ESMO-Leitlinie empfohlen wird, wurde nicht durchgeführt. Zusätzlich hätte aufgrund des ungewöhnlichen klinischen Bildes (lokalisierte Erkrankung, junge Patientin) eine Klonalitätsanalyse zur Diagnosesicherung durchgeführt werden müssen. Eine solche Untersuchung wurde laut der uns vorliegenden Unterlagen ebenfalls nicht durchgeführt.
Die Einschätzung als T-Zell-Lymphom ist somit in erster Linie auf die fehlende Ausnutzung diagnostischer Möglichkeiten und die fehlende Korrelation mit dem klinischen Bild zurückzuführen. Es muss jedoch darauf hingewiesen werden, dass die pathologische Einschätzung aus ▮▮▮▮▮ nicht definitiv die Diagnose T-Zell-Lymphom stellt, sondern wie folgt formuliert ist: Morphologie und Immunphänotyp sind vereinbar mit einem peripheren T-Zell-Lymphom, CD4 positiv, CD30 negativ (NOS). (H 33474-13, Nachtragsbefund vom 23.10.2013).

War das aus dem Lymphknoten entnommene Stanzbiopsat aussagekräftig?

Das Stanzbiopsat enthält eine ausreichende Menge Lymphknotengewebe, die übersandten Präparate zeigen eine hohe Schnitt- und Färbequalität. Auch für die notwendigen weiterführenden Untersuchungen wäre ausreichend Material vorhanden gewesen. Das Stanzbiopsat war somit aussagekräftig.

116

Reicht ein Stanzbiopsat zur Diagnosesicherung eines T-Zell-
Lymphoms aus oder hätte der komplette Lymphknoten zur
Diagnosesicherung entfernt werden müssen?

Generell ist die Entnahme eines kompletten Lymphknotens zur
Sicherung einer Lymphomdiagnose in jedem Fall erstrebens-
wert (4). Nur bei schwieriger operativer Zugänglichkeit des
Befunds kann der Versuch der Diagnostik an einem Stanzbiopsat unternommen werden.
Stanzbiopsate können bei eindeutiger Befundkonstellation
und guter Qualität des Biopsats zur Diagnose eines
T-Zell-Lymphoms ausreichend sein. Sollte jedoch nach Ausnutzung aller diagnostischen Möglichkeiten eine Restunsi-
cherheit bestehen, muss zur Absicherung dieser seltenen und
folgenschweren Diagnose ein kompletter Lymphknoten entfernt
werden. Im Fall von Frau Schwarzenbacher hätte die ungewöhnliche klinische Situation (Alter, geringe bis fehlende
Allgemeinsymptome, auf einen Lymphknoten beschränkte Erkrankung) Anlass sein sollen, die Lymphomdiagnose an einem
Stanzbiopsat zu hinterfragen. Hätte nach Durchführung
ausreichender weiterführender Untersuchungen (Klonalitätsanalyse, Referenzpathologie) weiterhin ein Verdacht auf ein
T-Zell-Lymphom bestanden, so wäre die Entnahme des kompletten Lymphknotens indiziert gewesen.

Wäre hinsichtlich der fehlenden klinischen Symptome vor
Therapieeinleitung die Einholung einer Referenzdiagnose
geboten gewesen?

Die Einholung einer Referenzdiagnose wäre im vorliegenden
Fall aus mehreren Gründen geboten gewesen. Einerseits ist
ein peripheres T-Zell-Lymphom an sich schon eine seltene
Erkrankung, die eine Diagnoseabsicherung durch einen Experten notwendig macht. Zusätzlich lag hier eine ungewöhnliche
klinische Konstellation vor, die diese ohnehin schon seltene Erkrankung noch unwahrscheinlicher machte. Ob der befun-
dende Pathologe über die klinische Situation informiert war

und die Diskrepanz zu der histologischen Einschätzung
bemerkt haben könnte, geht aus den zur Verfügung stehenden
Unterlagen nicht hervor.

███████████████   ███████████████

Kurz zusammengefasst gingen die Hauptvorwürfe also dahin,
dass man, da sich die Befundung des T-Zell-Lymphoms aus dem
vorliegenden histopathologischen Bild des Erstbiopsats als
schwierig herausgestellt hatte, da das Bild für »diese Diagnose
nicht typisch« war, wie es in dem Gutachten heißt, schon in
Anbetracht meines Alters, fehlender Allgemeinsymptome so-
wie der Beschränkung auf nur einen Lymphknoten auf die Einholung einer Referenzdiagnose bestehen hätte müssen. Was
man dem Krankenhaus also konkret vorwarf, war die fehlende
Ausnutzung sämtlicher diagnostischer Möglichkeiten zur besseren Abklärung vor Einleiten der höchst invasiven Therapie, die
mir so stark zugesetzt hatte.

Die beklagte Partei war übrigens das Krankenhaus selbst
und kein einzelner Arzt. Als Sprecher für das Krankenhaus
fungierten der Vorstand des Krankenhauses und jener der onkologischen Abteilung, an der ich behandelt worden war. Sie
zog sich im Großen und Ganzen darauf zurück, dass sich die
Befundung eines T-Zell-Lymphoms generell als äußerst schwierig gestalte und man aufgrund des Erstbiopsats keine Zweifel
an der Diagnose gehabt hatte, zumal auch das Fehlen klinischer

Symptome wie Fieber und Nachtschweiß bei einem T-Zell-Lymphom durchaus vorkommen könne. Da die Krankheit im Normalfall eine äußerst »ungünstige Prognose« habe, also als »hochgefährlich« einzuschätzen sei, habe man mit der Therapie unverzüglich begonnen.

Es passierte, wovor ich Angst gehabt hatte. Der Prozess zog sich in die Länge. Insgesamt stritt ich zwei lange Jahre um mein Recht auf Entschädigung. Während dieser ganzen Zeit versuchte ich, dem Geschehen vor Gericht, auf das ich auch nicht mehr viel Einfluss nehmen konnte, nicht allzu viel Platz in meinem Leben einzuräumen. Ich konzentrierte mich auf mein Studium, dennoch bereitete mir die Ungewissheit über den Ausgang des Prozesses immer wieder Stress. Auch wenn ich mir meiner Sache gewiss war, wusste ich natürlich nicht, was man dagegenhalten würde. Ich stand allein mit meiner Anklage gegen ein ganzes System. Der Spruch, dass man auf hoher See und vor Gericht in Gottes Hand sei, fiel mir damals immer wieder ein.

Mein behandelnder Arzt gab an, dass er kurz vor der Hochdosistherapie auch selbst schon Zweifel an der Richtigkeit der Diagnose gehabt hätte und im Endeffekt selbst an der Richtigstellung mitgewirkt hätte. Davon, dass Marcus und ich selbst aktiv geworden waren und Heidelberg überhaupt erst ins Spiel gebracht hatten und ich mir den Tumor gegen sein ausdrückliches Anraten hatte entfernen lassen – in einem anderen Spital, weil er sich geweigert hatte, den Eingriff vorzunehmen –, was schlussendlich zu dem richtigen Befund geführt hatte, wollte er nichts mehr wissen. Zumindest gab er keine Stellungnahme dazu ab.

Ich erinnere mich noch gut daran, wie fassungslos die Richterin war, als sie die Fotos von mir aus der der Zeit, als ich Chemotherapie bekommen hatte, sah. Das war am letzten Tag des Prozesses. Damals kam es auch noch einmal zu einem heftigen Wortgefecht, im Zuge dessen ich jedoch meine Sicht der Dinge noch einmal klarlegen konnte. Noch immer sträubte sich die beklagte Partei mit allen Mitteln, auf einen Vergleich einzugehen.

Nach dieser doch recht heftigen Debatte zogen sowohl die Gegenpartei als auch wir, also mein Anwalt und ich, uns zurück und warteten. Das Krankenhaus stimmte dem Vergleich zu und musste mir Schmerzensgeld zahlen. Zusätzlich musste das Krankenhaus die Gerichtskosten übernehmen. Die Summe, die man mir bot, lag jedoch nur ein wenig über der Hälfte der von meinem Anwalt geforderten Summe, belief sich also auf 70.000 Euro. Das finale Schreiben an meinen Anwalt lautete wie folgt:

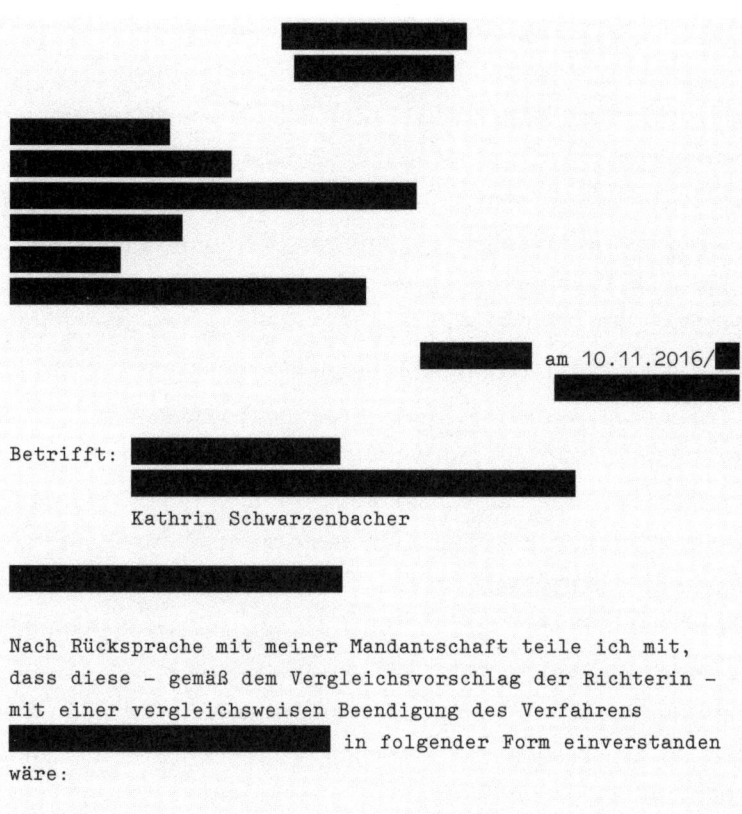

am 10.11.2016/ █

Betrifft: ████████████████████

Kathrin Schwarzenbacher

████████████████████████

Nach Rücksprache mit meiner Mandantschaft teile ich mit,
dass diese – gemäß dem Vergleichsvorschlag der Richterin –
mit einer vergleichsweisen Beendigung des Verfahrens
████████████████████████ in folgender Form einverstanden
wäre:

1. Zahlung eines Betrages von 70.000 Euro.

2. Abgabe eines Haftungsanerkenntnisses des Inhalts, dass
   meine Mandantschaft Ihrer Mandantin für alle zukünftigen
   Schäden aus der Fehldiagnose vom 25.10.2013
   (T-Zell-Lymphom) haftet.

3. Übernahme der tarifmäßigen Prozesskosten auf Basis
   70.000 Euro.

Mit freundlichen kollegialen Grüßen

████████████

Man bot mir an, um die volle Summe weiter zu prozessieren – Ausgang ungewiss –, oder aber mich damit zufriedenzugeben. Ich dachte nicht lange darüber nach. Ich hatte recht bekommen. Wenngleich die Summe in Relation zu dem Leid, das ich erfahren hatte, lediglich so etwas wie ein Tropfen auf den heißen Stein war, stimmte auch ich dem Vergleich ohne zu zögern zu. Ich war im Großen und Ganzen vor allem froh und erleichtert darüber, dass der Prozess endlich vorbei war. Erst jetzt konnte ich das Kapitel zur Gänze abschließen.

Mit Geld war ohnehin nicht abzugelten oder wiedergutzumachen, was meine Familie und ich in diesen schweren Monaten durchgemacht hatten. Es kompensierte höchstens ein wenig die Ausgaben, die wir im Zuge meiner Behandlung und aufgrund derselben gehabt hatten – die *Out-of-pocket Payments,* für die oft meine Eltern aufgekommen waren, weil ich sie nicht hätte leisten können. Mit der Schadenersatzsumme hatte ich nun zumindest auch eine Basis, die ich dazu nutzen wollte, an meinem so schicksalhaft unterbrochenen Lebensweg wieder anzuknüpfen.

Ich schloss schon bald mein Studium mit dem Bachelor ab. Ein Schwerpunkt dabei waren Innovation und Management, auch Hotelmanagement, gewesen. Immer mehr begann ich mich für die Kombination von Tourismus und Gesundheit zu interessieren, daher entschied ich mich, danach den Masterstudienlehrgang Gesundheitswissenschaften an der UMIT bei Hall in Tirol anzuschließen. Die Wahl des Studienzweigs hat mit Sicherheit mit dem Erlebten zu tun. Ich denke, ich wollte das Gesundheitssystem von einer theoretischen und wissenschaftlich fundierten Seite kennenlernen. Ich wollte hinter die Kulissen schauen, und dieses Mal nicht aus der Perspektive eines Patienten. Was mich etwa sehr interessierte, war der Schwerpunkt *Führungskompetenzen im gesundheitswissenschaftlichen Kontext*. Zudem fokussierte ich mich auf Gesundheits- und Medizintourismus. Eine Ortsveränderung vorzunehmen, um im Ausland eine Behandlung oder Operation vorzunehmen, wird eben zunehmend populärer. Neu jedoch sind die Ausmaße und die Geschwindigkeit, mit der uns der Gesundheitstourismus trifft.Gesundheitstourismus kennt so gut wie keine Krisen. Damit sind steigende Anforderungen an den Arbeitsmarkt verbunden.

Ich wollte hinter die Kulissen schauen, einerseits hatte ich dies getan mit einer glatten Fehldiagnose, aber ich wollte meinen Wissensdurst hinsichtlich des Gesundheitswesens theoretisch erlernen und eventuell noch einen besseren Einblick gewinnen und interdisziplinäre Aufgaben in gesundheitswissenschaftlichen Tätigkeitsbereichen besser kennenlernen. Der Studiengang hat sich in erster Linie an Personen gerichtet, die bereits Expertise im Gesundheitswesen haben, wie beispielsweise Fachleute aus Einrichtungen des Gesundheitswesens. Eine Kollegin und ich waren die Einzigen, die nicht aus dem Gesundheitswesen kamen. Deshalb habe ich außernatürlich dreißig ECTS-Punkte, was einem ganzen Studiensemester entspricht, nachholen müssen in Form von einem großen Examen mit Literatur aus Public Health, Epidemiologie, Gesundheitsökonomie und Entscheidungsanalyse.

Der Studiengang richtet sich in erster Linie an Personen, die bereits Expertise im Gesundheitswesen haben, wie beispielsweise an Fachleute aus Einrichtungen des Gesundheitswesens. Eine Kollegin und ich waren die Einzigen, die nicht unmittelbar aus dem Gesundheitswesen kamen. Wir mussten deshalb dreißig ECTS-Punkte, was einem ganzen Studiensemester entspricht, in Form eines großen Examens mit Fokussierung auf Public Health, Epidemiologie, Gesundheitsökonomie und Entscheidungsanalyse nachholen. Auch das ließ sich bewältigen. Ich schloss das Studium in der dafür vorgesehenen Zeit ab.

Vor gar nicht allzu langer Zeit habe ich eine Zusage für eine Dissertationsstelle an einer Universität bekommen, worauf ich sehr stolz bin. Mein Leben hat nun eine ganz neue Wendung genommen.

Die Fehldiagnose und ihre Folgen stellen eine Zäsur in meinem Leben dar. Ich habe mir angewöhnt, von einem Leben davor und einem Leben danach zu sprechen. Die alte Kathrin aus der Zeit davor hat mit der neuen nicht mehr allzu viel zu tun. Die Wertigkeiten haben sich einfach verschoben. Vieles, was mir davor noch als schwerwiegendes Problem erschien, fällt seit damals für mich in die Kategorie des Lösbaren oder im Endeffekt gar nicht so Wichtigen. Was für eine Relevanz hat etwas, von dem nicht ein ganzes Leben abhängt? Ich will mich nicht mehr aufhalten mit Unwichtigem. Ich wehre mich dagegen, etwas größer zu machen, als es tatsächlich ist. Und ich versuche ganz bewusst, im Hier und Jetzt zu leben und für jeden neuen Tag, den ich erleben darf, dankbar zu sein.

Gerade mit der Dankbarkeit verhält es sich jedoch eigenartig. Nach jener furchtbarsten Zeit meines bisherigen Lebens und der dann so unerwartet guten Wendung habe ich eine Dankbarkeit in mir verspürt, die von einer ungeheuren Intensität war. Ich war getragen von einem Glücksgefühl, wie ich es noch nie zuvor empfunden habe – und vielleicht auch so nicht mehr empfinden werde. Lange Zeit gab es kaum etwas, das mich aus der Ruhe bringen konnte. Unstimmigkeiten im zwischenmenschlichen Bereich mit wem auch immer? Beziehungsprobleme? Das war nichts, was mich in irgendeiner Form behelligte. Ich war gesund! Ich durfte leben! Allein das zählte. Leider ist es mir nicht gelungen, dieses Glücksgefühl in dieser Intensität über die Jahre hinweg zu konservieren, auch wenn ich das gerne geschafft hätte. Mit der Zeit begannen auch an mir wieder die kleinen Alltagssorgen zu nagen wie an jedem anderen auch. Wenn ich mich sehr bemühe, kann ich jenes Glücksgefühl jedoch wieder abrufen. Das heißt, wenn wirklich ein scheinbar gravierendes Problem auftaucht, das es zu bewältigen gibt, gehe ich in mich und denke an damals zurück, und dann bekommt jenes Problem den Platz, der ihm zusteht. Zumeist ist das dann gar kein so großer, wie ich ursprünglich gedacht habe. Ich bin für mich letztendlich zu dem Ergebnis gekommen, dass das sukzessive Ablegen dieser Intensität an Gefühlen, auch wenn es sich um so schöne wie Glück oder Dankbarkeit handelt, notwendig ist, um langsam auch wieder ein Stück Normalität zurückzugewinnen. Alles andere würde uns als Menschen auf Dauer wahrscheinlich überfordern.

Durch das Faktum der Fehldiagnose und ihrer Folgen für mich bin ich jedoch auch in anderen Lebensbereichen kritischer ge-

worden, und das habe ich mir beibehalten. Ich habe mir angewöhnt, Dinge und Sachverhalte, auch wenn ich sie von einer
dafür ausgewiesenen Instanz präsentiert bekomme, zu hinterfragen. Vielleicht habe ich auch aus diesem Grund zu studieren
begonnen, denn wenngleich das Fliegen noch immer zu meinen Leidenschaften gehört, übe ich meinen Beruf als Purserin
nicht mehr aus. Es sind andere Themen, die mich nun faszinie-
ren und denen ich Raum in meinem Leben geben möchte.

Auch meine Beziehung zu Marcus gehört der Vergangenheit an. Marcus war mehr als ein Wegbegleiter. Seinem auf-
merksamen Blick, der nicht durch etwaige Diagnosen verstellt
war, verdanke ich mein Leben, und dafür werde ich ihm zeit
meines Lebens unendlich dankbar sein.

— Was tun, wenn ... —

Oft habe ich überlegt, ob mein Leben anders verlaufen wäre, hätte ich damals anders reagiert. Seit jener fatalen Diagnose war meine Position die eines ohnmächtigen Beobachters gewesen. Die Ereignisse stürzten über mich herein, und ich war ihnen ausgeliefert. Der enorme Leidensdruck hatte mich hilflos gemacht. Ich akzeptierte das Ergebnis der Untersuchung und unterzog mich der Therapie, die man für mich als die beste befunden hatte, ohne sie zu hinterfragen.

Ich hatte jedoch immer wieder Hinweise erhalten, die mir nun, im Nachhinein betrachtet, wie Fingerzeige des Schicksals vorkommen, Hinweise darauf, dass ich nicht so krank war, wie man mir gesagt hatte. Zuallererst war da jenes Gefühl in mir, das mir immer wieder zu verstehen gab, dass hier etwas nicht stimmen konnte. Immerhin hatte ich mich ja nie krank gefühlt, ich war leistungsfähig gewesen, glücklich ... Selbst dann, als jeweils die Wirkung der Medikation nachließ, also zwischen den Chemotherapiezyklen, erholte ich mich immer wieder erstaunlich schnell. Dann war da mein Vater gewesen, der die Diagnose mehrfach explizit als falsch bezeichnet und sogar mit meinem behandelnden Arzt gestritten hatte, und schließlich Georg, der Heiler, der sogar zornig wurde, als ich ihm mitteilte, dass ich die Therapie fortsetzen würde, weil er wusste, dass ich nicht an Krebs litt. Beiden schenkte ich kein Vertrauen. Warum? Sie gehörten nicht zu einem übermächtigen System, das propagierte, Krebs heilen und mich retten zu können.

Ich bin weit davon entfernt, die Verdienste der Schulmedizin in Abrede zu stellen. Ich habe selbst erlebt, mit wie viel Einsatz und Expertise dort gearbeitet wird. Wie hatte der Fehler jedoch dann passieren können? Und weshalb hatte man ihn nicht rechtzeitig aufgedeckt? Es waren ja schließlich mehrere Ärzte mit mir und meiner Krankenakte befasst gewesen und nicht nur einer. Alle hatten sie in einer fast unheimlichen Übereinstimmung agiert. Nie war auch nur der geringste Zweifel darüber aufgekommen, dass da irgendetwas einfach nicht stimmen konnte. Es gab keine Bruchstelle in dem System, und genau das machte es auch für mich selbst beinahe unmöglich, dagegen aufzubegehren. Ich übernahm, ohne zu hinterfragen, das, was mir vonseiten der Autoritäten, die ich als solche anerkannte, ja anerkennen musste, vorgeschlagen wurde: eine für mich beinahe fatale Therapie.

Ab dem Zeitpunkt, da die Diagnose ausgesprochen worden war, war ich wie abgeschnitten von meinem Empfinden. Die Stimme in mir, die mir immer wieder zuflüsterte, dass ich nicht todkrank sein konnte, wurde übertönt von der vorherrschenden Meinungsleitschiene, gegen die es kein Ankommen gab. Was die Wahrheit war – letztlich meine Wahrheit –, wurde von der Autorität in der Person der behandelnden Ärzte bestimmt, die alle nachvollziehbaren Argumente auf ihrer Seite hatten.

Deshalb – so erkläre ich mir das heute – konnte ich auch weder meinen Vater noch Georg ernst nehmen. Weshalb waren sie der Wahrheit jedoch näher? Ich habe immer wieder darüber nachgedacht. Weshalb, mit einem Wort, hatten die beiden, zwei, die außerhalb dieses Systems standen, sie erkannt, die anderen jedoch nicht? Der entscheidende Punkt war womöglich, dass sie mich ganzheitlich betrachtet hatten, sie hatten sich Zeit für mich genommen, sie hatten mich mit einem Wort als den Menschen gesehen, der ich war, während die anderen an einem einzigen Befund festhielten, nämlich an dem Ergebnis, das die erste Biopsie gebracht hatte. Ihr Blick war von dem Augenblick an, da er vorlag, verstellt für alles andere, selbst für andere handfeste medizinische Indizien wie etwa, dass über die gesamte Zeit hinweg immer nur ein einziger Lymphknoten betroffen war, es also keine Streuung in meinem Körper gab, oder für das unerwartet gute Ergebnis der Stammzellenentnahme – man hatte mir das Gegenteil prognostiziert und drastisch vor Augen geführt. Gar nicht ins Treffen führen möchte ich, dass ich vor der invasiven Therapie und auch bald danach wieder in einer ausgezeichneten körperlichen Verfassung war. Schwer krank war ich lediglich, als ich die Zytostatika verabreicht bekam. Das heißt, den evidenten Anschein, an einer tödlichen Krebserkrankung zu leiden, erweckte ich also nur in dem Zeitraum, als man mich therapierte. Mein Zustand verdankte sich der Medikation und keiner zugrunde liegenden Krankheit.

Vom ersten Moment der Fehldiagnose an war ich gewissermaßen stigmatisiert. Was von nun an zählte, war der wissenschaftliche Befund, dem man entgegen aller offensichtlicher Anzeichen als Einzigem Glauben schenkte und ihn zur Grundlage für die weitere Behandlung machte. Er war das Ergebnis einer wissenschaftlichen Methode, das man nicht bestritt, ja nicht zu bestreiten hatte. Alle Einwände, die sich gewissermaßen außerwissenschaftlichen Methoden verdankten, wie etwa der von Georg, konnten dagegen nicht mehr ankommen. (Ja selbst andere wissenschaftliche wie das positive Ergebnis der Stammzellenentnahme ließ man außer Acht, weil sie schlicht und einfach nicht in das Bild passten, das man sich von mir und meinem Gesundheitszustand gemacht hatte!) Sie wurden – im Übrigen auch von mir selbst – als unwissenschaftlich und daher als unzuverlässig abgetan. Allein die Wissenschaft liefert eine brauchbare Medizin. So denken wir heute. Wer nimmt heute noch jemanden ernst, der zur Diagnostik und zu Heilzwecken schlicht die Hände auflegt? Niemand. Und warum? Weil eine solche Methode wissenschaftlich nicht überprüfbar ist. Weil sie nicht rational nachvollziehbar ist. Rationalität ist jedoch – und das weiß ich jetzt – nur einer von vielen Wegen zu Wissen und Erkenntnis.

Ich habe keine Erklärung dafür – und wahrscheinlich gibt es auch keine, zumindest keine rationale –, weshalb Georg, der Heiler, in meinem Fall recht gehabt hat, die ausgewiesenen Wissenschaftler mit ihren überprüfbaren Methoden jedoch nicht. Es hat mir jedoch zu denken gegeben. Ich will hier selbstverständlich niemandem raten, sich irgendwelchen Scharlatanen anzuvertrauen und der Schulmedizin, die mit Sicherheit ihre Verdienste hat, von vornherein abzuschwören, womöglich liegt die Wahrheit jedoch irgendwo dazwischen, nämlich zwischen den Erkenntnissen rationaler und, sagen wir einmal, nicht überprüfbarer Methoden, die aber im Hinblick auf die Geschichte der Menschheit mitunter auf eine lange Tradition verweisen können. Man denke etwa auch an die Verfahren der Kräuterkunde oder an die der Homöopathie. Gerade Letztere gerät ja heute immer wieder in Misskredit oder soll sogar verboten werden. Warum? Weil sie nicht überprüfbar ist. Weil sie keiner rationalen Erklärung standhält. Und weil Heilerfolge, die man mit ihr erzielt, gerne als sich zufällig einstellende abgetan werden. In so einem Fall spricht man dann von Spontanheilung. Dass die Homöopathie eine Methode ist, die auf einer jahrhundertelangen europäischen Tradition fußt und sich als solche bewährt hat, spielt da in der Argumentation kaum eine Rolle mehr. Der Mensch ist jedoch mehr als nur Chemie oder Biologie, er ist ein ganzheitliches Wesen, das sich aus mehreren Komponenten zusammensetzt. Manche von ihnen sind eben nicht messbar. Dennoch müssen sie berücksichtigt werden. Sie alle müssen gesehen werden. Und dafür fehlt heute innerhalb des praktizierten Gesundheitssystems vor allem die Zeit – und damit der Blick. Wenn einmal die Wissenschaft ins Spiel kommt, so schien es mir damals jedenfalls zu sein, verliert alles andere an Bedeutung, vor allem der Mensch als Individuum mit seiner Geschichte. Sie ist als System derartig übermächtig, dass kein einziger aus der Elite an Fachärzten, die mich behandelten und die auf jahrelange Erfahrung mit ähnlichen Fällen wie mit dem meinigen zurückblicken konnten, erkennen konnte, dass ich überhaupt nie krank war.

Vielleicht liegt die Tatsache der Fehldiagnose und der damit verbundenen Fehlbehandlung auch darin begründet, dass das heute vorherrschende Gesundheitssystem an sich schon krankt und Ansprüche an seine ausführenden Organe, die Ärzte und das Pflegepersonal, stellt, denen sie aufgrund tagtäglicher

Überforderung gar nicht nachkommen können – weil sie nämlich Menschen und keine Maschinen sind. Dass es einen eklatanten Mangel an Ärzten und medizinischem Personal gibt, ist
allenthalben bekannt. Die Konsequenz daraus ist verheerend,
und zwar für beide Seiten, für die Ärzte wie die Patienten. Die
Ärzte und das Pflegepersonal stehen unter großem Druck. Sie
haben mit einer permanenten Überforderung zu kämpfen. Sie
arbeiten stets am Limit. Was sie nicht haben, ist Zeit, um den
Patienten als einen Menschen mit einem Schicksal wahrzunehmen. Er ist ohne Vergangenheit, die ihn geprägt und zu
dem gemacht hat, der er ist und als der er nun vor dem Arzt
sitzt, der die tödliche Diagnose ausspricht. Es ist nicht mehr
der Mensch, der zählt, sondern allein noch der medizinische
Defekt des menschlichen Körpers, den es wie bei einer Maschine möglichst schnell zu beseitigen gilt.

Wenn der Patient in den Augen der behandelnden Ärzte
keine Geschichte hat, hat er auch keine Identität mehr. Er wird
ausschließlich auf sein Gebrechen hin angesehen und soll möglichst schnell »repariert« werden, drängen doch schon unzählige andere Patienten mit ähnlichen Leiden durch die Türen
der Behandlungsräume herein. Der Mensch wird notgedrungen reduziert auf die ihm zugewiesene Rolle, die des Patienten.
Er tritt hinter dieser Rolle zurück, er wird mit einem Wort ent-
individualisiert.

In Anbetracht der Überzahl an Patienten und der Schwere
der Leiden ist es nur nachvollziehbar, dass auch das medizi-
sche Personal selbst in eine Rolle gedrängt wird, die es ihm
kaum möglich macht, mit all dem fertigzuwerden. Es muss –
schon aus Gründen der puren Überlebensstrategie – etwa Emo-

tionen wie Mitgefühl auszuschalten. Nur so kann es selbst in diesem System bestehen. Menschen können leicht in eine Rolle schlüpfen und diese auch schnell verinnerlichen. Sie verschanzen sich dann hinter dem denkbar probatesten Mittel, das ihnen zur Verfügung steht: hinter Regeln, die festlegen, was akzeptabel ist und was nicht. Es sind dann diese Regeln, die ihr Verhalten steuern. Sie geben vor, dass keine Zeit auf das Zuhören der Leidensgeschichte der Patienten aufgebracht werden darf, da doch alle Patienten gleich behandelt und sie möglichst schnell wieder »geheilt« werden sollen. Jedoch genau darin besteht wohl auch das Problem: Die Heilung bleibt aus oder wird zumindest erschwert, wenn der Mensch nicht als Ganzer betrachtet wird, beziehungsweise kann es zu Diagnosen kommen, die einfach falsch sind. Ich habe das am eigenen Leib erfahren.

Der Arzt, der schließlich mein Leben gerettet hat, weil er rechtzeitig vor Beginn der Hochdosischemotherapie Bedenken an meiner Diagnose geäußert hatte, hatte großes persönliches Interesse an mir. Er hat sich Zeit genommen für mich. Er gehörte auch nicht der onkologischen Abteilung an, an der ich behandelt wurde, sondern er ist erst zu einem späteren Zeitpunkt mit mir in Berührung gekommen. Als Arzt, der nebenbei Nachtdienste in der Rehabilitationsklinik absolvierte, war er nicht von Anfang an involviert gewesen in meine Krankengeschichte, und genau das ermöglichte ihm einen unvoreingenommenen Blick auf mich. Er sah mich – und nicht den Befund. Er setzte sich mit mir auseinander, er nahm nicht als gegeben hin, was irgendwo geschrieben stand – und auf wissenschaftlichen Methoden fußte. Er nahm sich mit einem Wort Zeit für mich, Zeit, die in einem großen Betrieb, wie es ein Krankenhaus ist, möglicherweise nicht vorhanden ist. Dort wird oft nach eingespielten Handlungsabläufen vorgegangen, die sich bislang bewährt haben. Sie geben den Ausschlag, nicht der Patient.

Natürlich war in meinem Fall die Diagnose keine einfache, da, wie ich später erfahren habe, die Unterscheidung zwischen bestimmten Formen der Hyperplasie und einem Lymphom ein Problem darstellen kann. Gerade in einem solchen Fall wäre es aber notwendig gewesen, mit besonderer Umsicht vorzugehen und sich die nötige Zeit für die Befundung zu nehmen und das Ergebnis der Biopsie womöglich zu hinterfragen – schon in Anbetracht meines jugendlichen Alters –, da schließlich ein Menschenleben davon abhing, ein Menschenleben, das wie alle anderen auch nur ein einziges Mal gelebt werden kann. Mein Leben.

Was würde ich nun Menschen raten, die in eine ähnliche Situation wie ich kommen, also mit einer verheerenden Diagnose konfrontiert werden? Immer wieder hört man, dass man eine zweite oder sogar eine dritte Meinung einholen soll. Dem stimme ich mit Einschränkungen zu. Ich habe die Erfahrung gemacht, dass das wenig Sinn macht, wenn man mit einem histologisch falschen Erstbefund von Arzt zu Arzt pilgert, denn liegt dieser auf dem Tisch, sind die Weichen gestellt. Dann erhält man mit großer Wahrscheinlichkeit zwar alternative Therapievorschläge, an der Diagnose selbst zweifelt jedoch niemand mehr. Wichtig fände ich es im Falle des Verdachts auf Krebs – und ich spreche aus Erfahrung –, das Erstbiopsat ausheben und ein referenzpathologisches Gutachten von einem Zweiten oder Dritten anfertigen zu lassen. Eventuell würde ich sogar dazu raten, ausgewiesene Zentren wie das in Heidelberg oder Kiel zu involvieren.

Aus heutiger Sicht würde ich auch dazu raten, nicht so überstürzt zu handeln, wie ich das damals gemacht habe. Ich weiß, dass es schwierig ist, in einer solchen Ausnahmesituation einen kühlen Kopf zu bewahren. Mir hätte es womöglich einiges erspart. Hätte ich mich dem Drängen der Ärzte, sofort mit der Therapie zu beginnen, da mein Krebs besonders aggressiv sei, nicht nachgegeben und mir einen Zeitpolster verschafft, hätte ich womöglich Alternativen für mich gefunden. Ich hätte mich auf mich fokussieren und Für und Wider abwägen können und mein Leben nicht so unhinterfragt anderen überantwortet.

Es ist meiner Meinung nach essenziell, sich vor jedem weiteren Schritt, den man setzt, auf das Genaueste zu informieren. Ich spreche da nicht von einem Wissen, das aus dem Internet herrührt. Letzteres zu befragen, habe ich bald schon vehement abgelehnt. Informationen, die man dort bekommt, stammen nicht immer aus gesicherten Quellen, das weiß man ja ohnehin, zudem ist es so, dass in Patientenforen hauptsächlich tragische Leidensgeschichten nachzulesen sind, die oft auch einen sehr polemischen Unterton haben, und das hat mich stets furchtbar deprimiert. Auch Zeitangaben dort über die möglicherweise noch verbleibende Lebenszeit im Falle dieser oder jener Erkrankung halte ich nicht für seriös, da das von Fall zu Fall unterschiedlich ist. Sie haben mich zutiefst verunsichert, und ich habe viel Kraft gebraucht, um solche Prognosen beiseiteschieben zu können.

In Österreich hat man als Patient jedoch das Recht auf eine nahtlose Aufklärung seitens des behandelnden Arztes, und zwar hinsichtlich der Diagnose und der vorgeschlagenen Therapie und ihren Nebenwirkungen. Das heißt, man sollte über sämtliche potenziellen Behandlungsmöglichkeiten mit all ihren Vor- und Nachteilen und den damit in Zusammenhang stehenden Kontraindikationen aufgeklärt werden. Darüber kann man sich auch in den sogenannten Patientenleitlinien[7] informieren. Letztere sind als Broschüre oder online erhältlich. Hier kann man jeweils über den aktuellen Stand der Diagnose und der Therapie nachlesen. Die Entscheidung, ob und, wenn ja, welcher Therapie man sich unterzieht, liegt bei dem Patienten selbst. Das ist in der sogenannten Patientencharta so festgelegt. Niemand muss also eine Therapie einfach über sich ergehen lassen, man kann diese auch ohne Begründung einfach ablehnen. Die Verantwortung dafür und auch die Konsequenzen daraus trägt man selbst.

Patienten haben übrigens einen Anspruch darauf, ihre Krankenakte einzusehen und gegebenenfalls auch Kopien davon zu bekommen, um jemanden anderen zurate zu ziehen. Dasselbe gilt für Befunde, Laborwerte oder Untersuchungsergebnisse und Aufzeichnungen über Medikamentengaben, OP-Berichte und Arztbriefe.

Hilfreich für mich waren begleitend zur Chemotherapie komplementärmedizinische Methoden, vor allem jene der traditionellen chinesischen Medizin (TCM). Es gibt natürlich ein großes Angebot auf dem Gebiet der alternativen Behandlungsmethoden, und es dauert eine Zeit lang, bis man die für sich geeignete herausgefunden hat. Hier würde ich zur Absprache mit den behandelnden Ärzten raten, da nicht alle Therapien im gleichen Maße zuträglich sind.

Ist man gesund, denkt man meist nicht daran, dass es einmal auch anders sein könnte. Womit man nicht rechnet, ist das Faktum, dass eine längere Erkrankung auch eine erhebliche finanzielle Belastung darstellt, die im schlimmsten Fall zur Armutsfalle werden kann. Ich bin vom Schlimmsten verschont geblieben, weil mich meine Familie in dieser Zeit großzügig unterstützt hat und für all die Kosten aufgekommen ist, die ich allein nicht mehr hätte tragen können. Zudem hatte ich damals für keine eigene Familie zu sorgen. Um der existenziellen Gefährdung vorzubeugen, kann man sogenannte Ausfalls- oder Betriebsunterbrechungsversicherungen abschließen, die im gegebenen Fall dann für die Kosten aufkommen und so die finanziellen Einbußen minimieren können. Solche Versicherungen gibt es auch für Selbstständige und Freiberufler. Wenn man von heute auf morgen nur noch mit einem Drittel von dem, womit man gerechnet hat, auskommen und zugleich für zusätzliche Kosten wie die *Out-of-pocket Payments* aufkommen muss, ist das ein schwerer Schlag, der zu der ohnehin schon großen enormen Belastung hinzukommt.

Stichwort Familie: Ohne die große Unterstützung meiner Eltern und meiner Schwester Martina, die mir in der wohl schwierigsten Zeit meines bisherigen Lebens aufopferungsvoll zur Seite gestanden sind, hätte ich wohl noch größere Narben davongetragen. Sie waren immer für mich da. Sie hatten rund um die Uhr ein offenes Ohr für mich. Gerade in schweren Zeiten weiß man zu schätzen, wenn man von Menschen umgeben ist, die einem vertraut sind und die einen bedingungslos lieben, wie sie es getan haben.

Auf dem Tisch steht dampfend der traditionelle Gänsebraten, mein liebstes Weihnachtsgericht. Meine Eltern und meine Schwester sitzen mit mir an der Tafel, die ich festlich geschmückt habe. Wir sind glücklich, wie schon lange nicht mehr. Ich werde noch oft mit meiner Familie Weihnachten feiern können ...

— Nachwort —

Unsre Tochter Kathrin war 27 Jahre alt, lebensfroh, allseits beliebt und sehr erfolgreich in ihrem Job, als sie nach einer Routineuntersuchung die Diagnose T-Zell-Lymphom bekam. Da ich von Haus aus ein misstrauischer und sehr kritischer Mensch bin, habe ich von Beginn an daran Zweifel geäußert, dass meine Tochter an dieser so schweren Krankheit leiden würde. Meine Frau und ich haben die Ärzte mehrfach darauf aufmerksam gemacht, dass Kathrin beruflich häufig in vielen fernen Ländern unterwegs sei und dass die Möglichkeit, dass sie sich dort möglicherweise eine Viruserkrankung zugezogen hätte, auf der Hand läge oder zumindest nicht auszuschließen sei.

Kathrin hatte keine für ein T-Zell-Lymphom typischen Symptome. Nichts deutete darauf hin, dass sie an der diagnostizierten Krankheit litt. Weder Nachtschweiß, noch Fieber oder eine sukzessive Gewichtsabnahme konnten wir bei ihr feststellen.

Bei so gut wie jedem Gespräch, das wir mit den behandelnden Ärzten führten und in dem wir unsere Zweifel immer wieder dezidiert ins Treffen führten, wurden wir mit Sätzen wie »Glauben Sie wirklich, wir würden ihr eine Chemotherapie verabreichen, wenn wir uns nicht sicher wären!« abgefertigt. Man wies uns darauf hin, dass die vorgeschlagene Therapie in

Abstimmung mit dem gesamten Tumorboard erfolgt und nicht die Entscheidung eines Einzelnen sei. Wir sollten wissen, dass es sich dabei um lauter ausgewiesene Spezialisten auf dem Gebiet der Onkologie handeln würde. Es war immer wieder das Gleiche. Wir wurden nicht gehört. Wir hatten keine Chance. Unsere Bedenken wurden eiskalt niedergeschmettert, ohne jegliches Mitgefühl. Man stempelte uns als überfürsorgliche Eltern ab, deren Wunschdenken der Gedanke entsprang, ihr Kind sei nicht so krank, wie man ihm diagnostiziert hatte. Man empfahl uns sogar, uns einer psychotherapeutischen Behandlung zu unterziehen.

Spätestens nach der Stammzellenentnahme hätten meiner Meinung nach auch die Ärzte stutzig werden müssen. Das hervorragende Ergebnis stimmte einfach nicht überein mit der diagnostizierten Krankheit. Wieder konsultierte ich Kathrins behandelnden Arzt, wies ihn erneut explizit auf meine Zweifel hin und bat ihn, zumindest nicht mehr so rasant mit der Therapie vorzugehen, da Kathrin zu dem Zeitpunkt schon sehr geschwächt war. Daraufhin sprang er wütend aus seinem Lederfauteuil und schrie mich an, wie wir dazu kämen, seine Kompetenz infrage zu stellen, immerhin sei er nun seit 25 Jahren Onkologe! Dagegen kamen wir nicht an. Was hätte ich da als Steinbautechniker und Produzent von Grabsteinen ohne medizinische Expertise auch dagegenhalten sollen? Ich musste mich der höheren Autorität beugen.

Meine quälenden Zweifel nagten jedoch weiter an mir. Ich hatte als Vater immer eine sehr unmittelbare Beziehung, man könnte sagen, einen direkten Draht zu meiner Tochter gehabt. Ich hatte immer gewusst, wenn es ihr nicht gut ging oder sie in

Gefahr war, selbst wenn sie sich an irgendeinem anderen Erd-
teil befand. Möglicherweise ist das ja eine Art sechster Sinn,
den Eltern für ihre Kinder entwickeln, um sie vor Gefahren
schützen zu können. Dieses Mal sagte alles in mir, dass Kathrin nicht ernsthaft krank war, nie gewesen war. Nur wie sollte
man einen »sechsten Sinn« ins Treffen führen gegen handfeste,
wissenschaftlich abgesicherte Argumente? Ich habe selten so
eine Ohnmacht verspürt wie damals.

Monate später stellte sich dann heraus, dass ich mit allem
recht gehabt hatte. Jedoch nicht etwa, weil die behandelnden
Ärzte ihren Fehler entdeckt hatten, sondern weil Kathrin
selbst die Initiative ergriffen hatte. Sie hatte auf Anraten von
Dr. Mairinger ihre Befunde ausheben und andernorts begutachten lassen. Deshalb ist sie heute noch am Leben. Dafür gilt
ihr meine Hochachtung.

Meine Frau und ich wurden später, als alles vorbei war, immer wieder gefragt, ob wir damals keine Zweitmeinung von
einem Krankenhaus eingeholt hätten. Natürlich haben wir das
gemacht. Unser Fehler war, dass wir mit dem Erstbefund, der
fälschlicherweise in der Pathologie aus der Gewebsentnahme
zustande gekommen war, von einem Arzt zum nächsten gepil-
gert sind. Da dieser vorlag, kamen keine Zweifel mehr an der
Richtigkeit der Therapie auf. Niemand machte sich mehr ernst-
hafte Gedanken, ob der Allgemeinzustand von Kathrin mit
dem Ergebnis übereinstimmte. Und dann nahm das Übel seinen Lauf.

Ich kann nur allen, und zwar Patienten wie Angehörigen,
die sich in einer ähnlich dramatischen Situation befinden, raten, kritisch zu sein und zu bleiben und nicht alles ungefragt

über sich ergehen zu lassen, auch dann nicht, wenn man mit seinem Empfinden gegen eine ganze Welt steht.

Kathrin, die Unsägliches durchlitten hat und wieder aufgestanden ist, wünschen wir von Herzen alles Gute! Sie wird ihren Weg gehen. Da sind wir ganz sicher.

In Liebe, Anna und Matthias Schwarzenbacher

— Literaturnachweis —

1 Heinrich, Christian: »Wenn das Unmögliche geschieht«. In: *Die Zeit,* 21. Juni 2011.

2 Seneca: *Epistulae morales.* 102,26.

3 Van Such, Monika., Lohr, Robert., Beckman, Thomas., Naessens, James M.: »Extent of diagnostic agreement among medical referrals«. In: *Journal of Evaluation in Clinical Practice.* S. 870–874.

4 Vgl. dazu https://www.krebshilfe.net (abgerufen am 10. Juli 2019).

5 Vgl. dazu: http://www.patientenleitlinien.de oder https://www.leitlinienprogramm-onkologie.de/patientenleitlinien/ (abgerufen am 10. Juli 2019).

6 Vgl. dazu https://www.wko.at/service/arbeitsrecht-sozial-recht/Krankenentgelt_der_Angestellten.html (abgerufen am 10. Juli 2019).

7 Yalom, Irvin D.: *In die Sonne schauen: Wie man die Angst vor dem Tod überwindet.* München 2009.